SHODENSHA
SHINSHO

発達障害に気づかない大人たち

星野 仁彦

はじめに

いい大人なのに、机の上が片づけられない、忘れ物やミスが多い、約束や時間を守れない、すぐにキレる、空気が読めない……。

あなたのまわりにも、そんな「ちょっと困った人」がいないでしょうか？　あるいは、あなた自身がそのように思われている可能性はないでしょうか？

もし、そうだとしたら、その原因は「大人の発達障害」かもしれません。

「発達障害」と聞いて、それは子どもにだけ現われる症状なのでは、と思われた方も多いかもしれません。しかし、発達障害はむしろ大人になってから顕在化《けんざいか》することが多いのです。

発達障害は決して珍しいものではありません。ある統計では、一五歳未満の子どもの一割以上が何かしらの発達障害の症状を示すという結果も出ています。そして、その多くが、発達障害であるとは気づかないまま大人になっていくのです。

「障害」という日本語が誤解を与えがちですが、この症状は知能の発育にのみ関係するものではなく、勉強の成績がトップクラスの子の中にさえ、発達障害の子はいます。

何を隠そう、その研究や治療に携《たずさ》わる私自身が、実は発達障害者なのです。

発達障害とは、昨今話題になった「注意欠陥・多動性障害（ＡＤＨＤ）」や「アスペルガー症候群」をはじめとして、「自閉症」「学習障害」などといった一連の症状の総称です。

このことが発達障害とは何かをわかりにくくし、その適切な治療を妨《さまた》げる要因の一つとなっています。そして、この発達障害が原因となって「うつ病」や「不安障害」など、さまざまな合併症を引き起こしている例も多いのです。

本書は、こうした「大人の発達障害」について、その症状や発症のメカニズムと原因、そして適切に治療するための方法をわかりやすく解説しました。

大人の発達障害は治すことができます。さらには、発達障害者ならではの能力（集中力やこだわりなど）を生かして社会的に活躍することもできるのです。

そのためには、まず「大人の発達障害」とは何かを正確に理解し、適切な治療や、周囲のサポートが不可欠です。本書がそのための一助となれば幸いです。

二〇一〇年一月

星野《ほしの》　仁彦《よしひこ》

目次

図版制作――ＤＡＸ

序章　発達障害に気づかないまま大人になる人たち

仕事でミスや失敗を繰り返すA男さん

A男さん（二八歳）は、地方の国立大学を卒業した後、ある大手企業に就職しました。ところが、入社早々、遅刻はするわ、事務連絡や書類作成、取引先訪問などでミスや失敗を連発するわで、すっかり〝問題児〟扱いされるようになりました。

時間にルーズで、待ち合わせに遅れるのは当たり前。あるときなどは、取引先まわりで会社を出ようとしたとき、ふと別の仕事のことが頭をよぎり、

「そう言えば、あの資料はどこだったかな？」

とわざわざデスクに戻ってあちこち探しているうちに出るのが遅くなり、結局、三〇分も先方を待たせてしまいました。出掛けに、そんなことをしなければいいのに、気になるとどうしてもやめられないのです。このため、取引先との約束をすっぽかして先方の機嫌を損《そこ》ねてしまい、その後始末《あとしまつ》に上司が奔走《ほんそう》したこともあります。

「この仕事は急ぎだから優先してやって」

と上司から言われているのに、つい取引先の人と長電話をしたり、急ぎでもない仕事にかかりきりになってしまったりもします。「あれ、できてるか？」と上司に言われ、「あっ、しまった！」と思い出すのですが、後の祭りで、

「先にやれって言っただろう！」

と年中怒られています。

また、仕事の手順がわからなければ、上司や同僚などに聞けばいいのに、それをしない。勝手に自分の判断でやってしまう。挙句《あげく》にミスをしてみんなに迷惑をかける。

こんな調子ですから、電車のなかに大事な書類を忘れたり、顧客情報の入った携帯電話をなくしてしまったり、営業車で何度も事故を起こしたりと、ミスや失敗が絶えません。

さらに困ったことに、A男さんは整理整頓が大の苦手ときています。

机は、上も横も下も書類やら資料やらが散らかり放題で、何がどこにあるのか、本人でもわからない有り様です。保存すべきもの、捨てるべきものの取捨選択ができず、ひたすらため込んでは、片づけもせずに放ったらかしにしているからです。

これでは必要な書類がすぐに見つからないのも当然です。仕事の効率が悪くなるのは、本人も承知しているのですが、片づけるには何から手をつければいいかわからず、惨状は日に日に悪化するばかり。

書類の作成も苦手で、いつもどこかにミスがあります。誤字があったり、記入する場所を間違えたり、必要な印鑑を押し忘れたり……。だから報告書の類《たぐい》などは、つい億劫《おっくう》になっ

て後回しにしてしまいがち。そして気がつけば、

「うわぁ、こんなに書かなきゃいけないのか……」

と泣きたくなるほど書類がたまっています。

これでは周囲の評価が厳しくなるのも致し方ないことで、上司からは「仕事もできないくせに生意気」と見られ、同僚からは「自分勝手でいい加減なヤツ」と思われています。

あなたのまわりにもいる「ちょっと困った人」

物事の優先順位がわからない、やるべきことを先延ばしにする、仕事のミスが多い、時間に遅れる、約束を守らない、忘れ物が多い、人の話を聞かない、人の気持ちがわからない、人付き合いがうまくできない、場の空気が読めない、キレやすい、落ち着きがない、後先《あとさき》考えずに行動する、片づけられない……。


「なんで彼はいつもああなんだろう?」

「どうして彼女はあんなふうにしかできないんだろう?」

つい眉《まゆ》をひそめたくなるような、そんな「ちょっと変な人」や「ちょっと困った人」が、あなたのまわりにもいませんか？

職場や学校、ご近所、友人知人など、周囲を見渡せば、誰でも一人や二人、「そう言えば」と思い当たる人がいるのではないでしょうか。

ひょっとしたら、あなた自身が、

「どうしてあなたはいつもそうなの？」

と周囲からたびたび言われ、悩んだり、自己嫌悪に陥《おちい》ったり、ひどく辛い思いをしているかもしれません。

結論から言います。

もし、そういう人がいれば――あるいは、あなた自身がそうであれば――、その原因として「大人の発達障害」を疑ってみる必要があるかもしれません。

発達障害は成績優秀な子ほど見過ごされる

詳しくは第1章以降で述べますが、発達障害とは、注意力に欠け、落ち着きがなく、時に衝動的な行動をとる「注意欠陥・多動性障害（ＡＤＨＤ：Attention Deficit Hyperactivity

Disorder)」、対人スキルや社会性などに問題のある「自閉症」や「アスペルガー症候群（AS：Asperger Syndrome)」などを含む「広汎《こうはん》性発達障害（PDD：Pervasive Developmental Disorders)」、ある特定の能力（読む、書く、計算など）の習得に難のある「学習障害（LD：Learning Disorders, Learning Disabilities)」などの総称です。

これらは、生まれつき、あるいは乳幼児期に何らかの理由（遺伝、妊娠中・出産時の異常、乳幼児期の病気など）で脳の発達が損なわれ、本来であれば、成長とともに身につくはずの言葉や社会性、感情のコントロールなどが未発達、未成熟、アンバランスになるために起こると考えられています。一言で言えば、脳の発達が凸凹なのです。

発達障害はけっして稀《まれ》なものではありません。各種の統計によれば、たとえばADHDやLDとされる子どもの割合は一五歳未満では六〜一二％にのぼります。ざっと一割前後です。

しかし、実際にはその多くが、養護学校や特別支援学級ではなく、普通学級に在籍し、そのまま高校、大学と進み、社会へ巣立っていきます。

発達障害と気づかず、見過ごされたまま大人になる人が少なくないのです。

発達障害というと、「知能に遅れがあって、学校の勉強についていけない」というイメージを持たれる人がいまだに多いようですが、実際はそうではありません。

障害の程度が軽い場合は、ちゃんと授業についていける子どもは少なくありませんし、なかにはトップクラスの成績優秀な子どももいます。

こうなると、「ちょっと変な」「ちょっと困った」行動が見られたとしても、周囲はまさか発達障害とは思わず、

「あの子はちょっと変わっているから」

で、すまされてしまうケースが多いのです。

たとえ、どんなに人付き合いが苦手でも、子どものうちなら、気の合う友だちとだけ遊んだり、一人で好きな趣味の世界に没頭していればいい。それですんでしまいます。ましてや成績優秀なら、誰もことさら問題にはしないでしょう。

また、発達障害の子どもは、一般にストレスに対する抵抗力（ストレス耐性）が弱いため、いじめにあったり、不登校などになりやすかったりもします。うつや睡眠障害などを併発することも珍しくありません。このようなケースでは、どうしても周囲は、発達障害と向き合う以前に、そうした二次的な障害に目を奪われがちです。

もとより横並び意識の強い日本の社会では、世間の手前、親も教師もなかなか子どもの障

害を受け入れようとしない、という側面もあります。「うちの子は普通の子」と考える親が圧倒的に多いのです。

こうしたことから周囲も本人も発達障害に気づかず——あるいは、それと認めず——、潜在的な問題を抱えたまま大人になり、社会へ出て行くケースが少なくないのです。

社会に出てから一気に顕在化する「大人の」発達障害

人は社会人になると、学生時代とは比べ物にならないほど高度で複雑な社会性やコミュニケーション能力を求められるようになります。

ビジネスは腹の探りあいですから、社交辞令の一つも言えなかったら話にならないし、相手の表情やしぐさ、言葉遣《づか》いや声のトーンなどから胸の内を推《お》し量《はか》り、こちらに有利にことを運ぶような交渉術も要求されます。ときには意に添わないこともやらなければならないし、嫌な上司や苦手な同僚、取引先などとも付き合っていかないといけない。

これは発達障害の人にとって、とてつもない難題であり、多くの場合、社会に出るとすぐに仕事や人間関係などで大きな悩みを抱えるようになります。学生時代にはたいして問題にならなかったことが一気に顕在化し、周囲との軋轢《あつれき》を生む場面が増えるからです。

冒頭紹介したA男さんは、その典型的なケースです。

A男さんは、小中高と成績は学年でトップクラスだったそうです。

しかし一方で、言葉の発達は遅く、三歳頃までは会話ができず、保育所でも一人で遊ぶことが多かったようです。また、小学四年の頃までは落ち着きがなく、すぐに席を離れてしまうため、いつも先生のそばに座らされていたと言います。

手先や全身の協調運動（※別々の動作を一つにまとめる運動。たとえば、手で縄を回しながら、タイミングよく飛ぶ縄跳びは典型的な協調運動）がうまくできず、楽器や工作、体育も苦手。方向音痴で地図が読めず、よく迷子になりました。忘れ物もしょっちゅうで、カラのランドセルを背負って学校に行ったこともあります。

わがままぶりも相当だったようで、自分の思うようにならないと、すぐにキレて、暴れたそうです。「イライラすると、通りすがりの子どもを理由もなく殴っていた」と言いますから、かなりアブナイ子どもだったわけです。

その後、粗暴な面は徐々におさまったものの、よく言えば「マイペース」、悪く言えば「ジコチュー（自己中心的）」な気質はそのままに成長していったようです。

それでも大学を卒業するまでは、別に何の問題もありませんでした。自分の好きなことを、好きなときに、好きなようにやって、相手のことなどおかまいなしに言いたいことはズケズケ言って、気の合う友だちとだけ付き合っていれば、それでよかったからです。

しかし、社会に出たら、そうはいきません。会社に入った途端、何をやってもうまくいかない現実に、A男さんは戸惑い、悩み、ひどく落ち込むようになりました。そして、周囲から浮き上がり、孤立感を深めるなかで、私を訪ねてきたのです。

大人の発達障害は治せる！

A男さんは、自らを振り返り、こう言いました。

「私は、社会性も協調性もないダメな人間です。

もともと朝が苦手で、子どもの頃から何個目覚まし時計をかけても起きられませんでした。高校までは親が起こしてくれましたが、大学に入って一人暮らしを始めてからは起こしてくれる人がいないので、朝寝坊のし放題。それがいまだに直せないんです。

片づけるのも苦手で、アパートの部屋は食べっぱなし、置きっぱなし、脱ぎっぱなし、読みっぱなし。カップめんの容器や下着や新聞、雑誌などが散乱し、まるでゴミ置場。ひどいもんです。

よく上司から『人の話はちゃんと聞け！』と怒られるんですが、聞いてないわけじゃないんです。一生懸命、聞こうとするんですが、途中から余計なことを考えたりして、わけがわからなくなってしまうんです。

人付き合いも全然ダメです。苦手な人とは付き合わないし、相手の気持ちになって考えられないので、言いたいことを言って嫌われる。だから会社に友だちはいません。

これでも高校までは成績はよかったし、大学の成績だってそれほど悪くはなかった。なのに、仕事ではミスや失敗ばかり。一つの仕事に集中しているときはまだいいんですが、二つ、三つと重なるともうダメ。どういう手順や段取りで進めればいいか、全然わからなくて、どんどん仕事がたまってしまう。

そのくせ、思いつきで、ぱっと行動するから、書類の書き間違いとか、車の事故とか、つまらないミスや失敗が多い。ほんとはものすごく頭が悪いんじゃないかと思うんです。こんな自分が、たまらなく嫌です」

A男さんは、社会人として生きていくことに大きな困難を感じ、自分はダメな人間だと卑《ひ》下《げ》し、貶《おとし》めるようになっていました。

私は彼を診《み》て、「ADHDが見過ごされたまま大人になり、二次合併症として軽いうつ状態に陥っている」と判断しました。そして、こう告げました。

「これまでいろいろ大変だったでしょう。でも、もう大丈夫ですよ。お薬を飲んだり、カウンセリングを受けたりすれば、だんだんよくなりますから」

大人の発達障害は、適切な薬物療法やカウンセリングなどを受ければ、十分、治療可能なのです。それを聞いて、A男さんは、ほっとした表情を浮かべました。

「いままで、何で自分はこうなんだろう、ってずいぶん悩んできましたが、原因がはっきりしてよかった。かえってすっきりしました。もっと早く来ればよかった」

その後、彼は薬物療法とカウンセリングなどにより、それまでの社会不適応が大幅に改善され、仕事のミスや失敗も減り、対人関係で孤立することも少なくなりました。

A男さんのように、発達障害が見過ごされ、適切な治療などを受けることなく大人になったために、社会にうまく適応できず、苦しんでいる人はたくさんいます。合併症を引き起こし、さらに苦しい状況に追い込まれるケースも少なくありません。

しかも周囲からは、その特性のために、怠け者や変人、好きなことしかしないわがままなヤツといった色眼鏡で見られがちです。本人は、何とか社会とうまく折り合いをつけようとするのですが、空回りするばかりで、なかなかまわりの理解は得にくいのが実情です。

その結果、ヘトヘトに疲れて、うつ病などを併発するケースが多いのです。長期間のひきこもりやニートになる人も少なくありません。

しかし、大人の発達障害は、適切な薬物治療やカウンセリングなどを受ければ、普通に生活が営めるし、その特性を生かして社会に貢献することもできるのです。

それは、六〇年余に及ぶ発達障害者としての私自身の体験からも、精神科医としての臨床経験からも、確信を持って言えることです。

大人の発達障害は、治療可能です。そのためには、まず発達障害を正確に知ることが必要です。ぜひ、そのことを悩んでいる本人も周囲の人たちも理解していただきたいと思います。

第1章　大人の発達障害って何だ？

――「障害」という言葉が招いた誤解

開かれた「パンドラの箱」

発達障害という言葉は、近年、だいぶ世の中に認知されてきました。新聞、テレビや一般書籍などで取り上げられることも増え、いまでは医療界だけでなく、教育、心理、福祉など幅広い分野で注目を集めるようになっています。

たとえば、二〇〇五（平成一七）年四月に発達障害者の自立と社会参加を目指す「発達障害者支援法」が施行されたほか、〇七（平成一九）年四月には特別支援教育が学校教育法に盛り込まれ、〇八（平成二〇）年には保育所保育指針が四〇年ぶりに改定されました。また近年は大学でも発達障害のある学生への支援体制を強化する動きが出ています。

三五年前からこの分野を専門としてきた私にとっては、まさに隔世の感ですが、一方で発達障害の理解が不十分なまま一気に「パンドラの箱」を開けてしまったようで、世に無用の混乱を招くのではないかと少なからず危惧《きぐ》もしています。

発達障害は、とてもわかりにくく、見えにくい障害であるため、しばしば当事者は、その言動から、怠け者や変わり者、自分勝手なわがまま人間と思われることが多いなど周囲に誤解されやすく、また理解や協力が得にくい面があります。

中途半端に言葉だけが先行し、理解がともなわないと、かえって発達障害者やその家族などを苦しめることにもなりかねません。

適切なケアとサポートを行なうには、周囲の正しい理解と協力が不可欠です。

発達障害がわかりにくいのはなぜか

すでに見たように、発達障害者には「ちょっと変な」「ちょっと困った」独特の言動が見られます。その原因は、脳の機能障害にあるとされています。

具体的に言うと、「中枢神経系《ちゅうすうけい》（脳）の発育・発達が、何らかの理由（遺伝、妊娠中・出生時の異常、乳幼児期の病気など）で、生まれつき、または乳幼児期に損《そこ》なわれ、言葉、社会性、協調運動、基本的な生活習慣、感情や情緒《じょうちょ》のコントロールなどの発達が、未熟、アンバランスになるために起こる」と考えられています。

詳しくは第4章で改めて述べますが、ごく大雑把に言えば、脳機能の発達の凸凹（偏《かたよ》り）が原因であり、一次的には家庭環境や本人の性格などは関係ありません。あくまで本質的な原因は脳であり、心の問題ではないのです。この点、誤解のないようにしてください。

脳機能の発達の偏りによってもたらされる障害は、実に幅広く多様です。

一般に発達障害と言った場合は、①注意力に欠け、落ち着きがなく、時に衝動的な行動をとる「**注意欠陥・多動性障害**（ＡＤＨＤ）」、②社会性（対人スキル）に欠ける「**広汎性発達障害**（ＰＤＤ）」——これには「**自閉症**」、「**高機能自閉症**（ＨＦＰＤＤ：High Function Pervasive Developmental Disorder）」、「**自閉症スペクトラム障害**（ＡＳＤ：Autism Spectrum Disorders）」、「**アスペルガー症候群**（ＡＳ）」などが含まれる——、③読む、書く、計算するなどの能力のうち、ある特定の学習能力の習得に困難をともなう「**学習障害**（ＬＤ）」、④知的能力に遅れのある「**知的障害**（**精神発達遅滞**）」、⑤運動や手先の器用さが劣る「**発達性協調運動障害**」などをすべて含みます。

このように発達障害とは、実に広範《こうはん》な概念であり、これらを発達障害の一語で一括《ひとくく》りにして、その全体像を捉えるのは極めて困難です。

発達障害は、障害の種類が幅広く多様であるだけでなく、一人の発達障害者がここに示した複数の障害の特徴を併せ持つケースが多く、障害の現われ方も障害の別や発達（年齢）の段階によって大きく変わってくるからです。

たとえば、同じ自閉症やＡＤＨＤであっても、幼児期、学童期、思春期・青年期、成人期と発達するにつれて症状は変化していきます。また知能指数によって分けられる重症度によっても違ってきます。知的水準が低い自閉症と高い自閉症ではまったく障害の特徴、病態が違ってくるのです。

さらに発達障害が複雑でわかりにくいのは、家庭環境や学校環境など二次的な心理社会的要因によっても障害の現われ方に違いがあり、思春期・青年期や成人になって、うつ病や不安障害、各種依存症（薬物、アルコールなど）、パーソナリティ障害など、さまざまな合併症や二次障害を示すケースが少なくないからです。

「群盲象を評す」という諺《ことわざ》があります。同じ象であっても、足を触った盲人は「木」だと言い、鼻に触れた盲人は「蛇」だと言ったという故事から、「論ずる対象が同じであっても、その印象や評価は人それぞれ異なる」、あるいは「わずか一部分を取り上げたところで、その事象のすべてがわかるわけではない」という意味です。

発達障害が複雑でわかりにくいのは、まさにこのたとえの通りで、幼稚園の教師と小中高校の教師、あるいは大学の教師では、同じ一人の発達障害者であっても、幼児期、学童期、思春期・青年期とまったく別の顔を持った生徒を相手にすることになるのです。

子どもの一割以上が発達障害者である

発達障害で近年特に問題になっているのは、知能レベルが比較的高い軽度（高機能）の発達障害で、具体的にはＡＤＨＤ、ＬＤ、ＨＦＰＤＤ、ＡＳなどを指します（※軽度発達障害の「軽度」とは、あくまで知的障害が軽度もしくは存在しない――総合的なＩＱが正常範囲内――ということで、障害そのものが軽いわけではない。誤解を生みやすいので最近用いられなくなっているが、ここでは便宜上この名称を用いる）。

軽度の発達障害が世の中の注目を浴びるようになったのは、主に以下の三つの理由によります。

①予想以上に高い割合で存在することがわかってきた

統計によって異なりますが、たとえば、ＡＤＨＤやＬＤは一五歳未満の子どもの人口の六～一二%、ＨＦＰＤＤやＡＳは一・二～一・五%存在します。彼らのほとんどは養護学校や特別支援学級ではなく、普通学級に在籍しています。

②ストレス耐性が弱く、不利な環境に対して反応を起こしやすい

軽度の発達障害者は、ストレスに対する抵抗力が弱く、学校でいじめられたり、家庭崩壊にあるような機能不全家族に育つと、不登校、非行、小児うつ病、心身症など、さまざまな二次障害や合併症を高頻度で示すことがわかってきました。

③就労と社会適応が難しい

軽度の発達障害者は、何とか高校・大学まで修了したとしても、その後の就職と社会適応が困難になることが少なくありません。場合によっては長期間のひきこもりやニートになることもあります。また成人になると、さまざまな心の合併症――特にうつ病、依存症、パーソナリティ障害、不安障害（神経症）――をともなうこともあります。

ＡＤＨＤやＬＤが子どもの人口の一割前後もいるという驚くべき数字もさることながら、いじめや不登校、ひきこもりやニートなど今日のわが国が抱える大きな社会問題の背景に発達障害があったという事実に、医療界だけでなく幅広い分野の専門家が衝撃を受け、早期の適切なケアやサポート体制の確立を求める声が、次第に大きくなってきたのです。

大人になるまで見過ごされていることが多い

これまで発達障害児と言えば、「知能の遅れがあって学業についていけない子ども」というのが一般的な理解でした。

それは明らかに誤解と偏見であって、ＡＤＨＤやＡＳのように学業の遅れがそれほど目立たず、場合によっては健常児よりも成績のよい発達障害児が存在するなどとは、親も教師も想像できなかったのだと思います。

しかし、子どもの成長は、算数、国語などの学業成績に示される「認知や記憶能力の発達」だけではありません。成長にはいろいろな側面（発達のプロフィール）があって、ほかにも「社会性（対人スキル）の発達」、「感情、情動や行動のコントロールの発達」、「運動（特に協調運動）の発達」などさまざまな重要な要素があります。

そして、これらの発達のプロフィールのどれがどの程度遅れるかで、発達障害の種類も決まってきます。

たとえば、際立って「認知や記憶能力の発達」が遅れていればLD、「社会性の発達」が遅れていれば自閉症、「感情、情動や行動のコントロールの発達」が遅れていればADHD、「運動（特に協調運動）の発達」が遅れていれば脳性麻痺、発達が全般にわたって遅れていれば知的障害というように大きく理解されています。

しかし、これらは明確に分けられるわけではなく、たとえば、ADHDはよくLDを合併しますし、重度の自閉症は知的障害を合併しやすい。単純ではないのです。

いずれにしろ、いくら学校の成績が優秀であっても、たとえば、「社会性の発達」が未熟であれば、学校での集団行動に適応できず、さまざまな二次障害や合併症を示し、就職しても社会に適応できないことは容易に想像できます。

しかし、現実には成績優秀な子どもほど、発達障害は見過ごされやすいのです。

成績がよければ、少しくらいおかしな行動があっても、「あの子はちょっと変わってるから」ですまされやすいし、横並び意識の強いこの国では、たとえ発達障害を疑ったとしても、世間の手前、親も教師もなかなかそれを認めようとしないからです。その結果、何の治療もカウンセリングも受けないまま大人になっていく人が少なくないのです。

実際、日本児童青年精神医学会における近年の学会発表をみると、軽度（高機能）の発達障害の七割以上は思春期以降に不登校や非行などの二次障害を示してから発見されています。また私自身が外来で診た大人のＡＤＨＤ八〇例すべてが成人してから発見されており、しかもそのうち六九例（八六・二％）はさまざまな合併症を示していました。

これらは成績優秀な子どもほど発達障害が見過ごされ、より深刻な二次障害や合併症を招きやすいことを雄弁に語っています。

なぜ誤解や偏見を受けやすいのか

近年、急速に認知度が高まっている発達障害ですが、一般社会や親、教師などが正しく理解して受け入れているかと言えば、残念ながらそうではありません。

まだまだ誤解と偏見が巷《ちまた》にあふれていて、気づかれないまま、適切なケアやサポートも受けられず、置き去りにされているケースが圧倒的に多いのではないでしょうか。

それどころか、周囲から常に叱責《しっせき》されたり、非難されたり、いじめられたり、家庭でも虐待《ぎゃくたい》やネグレクト（育児放棄）の対象になっていることが少なくないのです。

二次障害や合併症を引き起こすのは、そのためです。

それでは、なぜ発達障害者（特に軽度の発達障害者）は、誤解や偏見を受けやすいのでしょうか。

その理由としては、

①知能の著《いちじる》しい遅れをともなわず、学業成績がさほど悪くなく、学歴も低くない
②年齢と発達段階によって障害の現われ方が大きく変化していく
③障害の現われ方と経過には大きな個人差がある
④人によってはうつ病などの心の合併症を示す

などが指摘できます。

たとえば、ＡＤＨＤに限って言えば、多くの教師は「落ち着きがなく、短気でキレやすい子ども」という先入観を抱いています。

医学的にこのタイプの子どもは「多動・衝動性優勢型」、俗に「ジャイアン型」と呼ばれていますが、ＡＤＨＤはけっしてこのタイプだけではありません。

むしろ「不注意優勢型」――俗に「のび太型」と呼ばれる――や両者の特徴を併せ持つ「混合型」が多いのです。ＨＦＰＤＤやＡＳにもこのような亜型が存在するとされています。

のび太型は、ジャイアン型と異なり、多動と衝動性は目立ちません。

しかし、その一方で、「注意力に欠ける」「忘れ物が多い」「片づけ、整理整頓ができない」「感情が不安定で落ち込みやすい」「人間関係が未熟で孤立しやすい」「人との会話が苦手」「学業についていけない」などの傾向があり、そのためにクラスで孤立したり、いじめにあったり、不登校になったりするケースが少なくないのです。

ＡＤＨＤと言えば「落ち着きがなく、短気でキレやすい子ども」との認識しかなければ、これらの傾向を示す不注意優勢型（のび太型）の子どもは、完全にケアやサポートの対象から外れてしまうわけです。

このような子どもの発達障害への周囲の無理解と偏見、誤解が、思春期・青年期になってさまざまな二次障害や合併症を引き起こし、大人の発達障害の問題を生み出しているのです。

発達障害は子どもだけのものではない

比較的重度の自閉症や広汎性発達障害は、子どものときだけでなく、大人になってからも一生涯を通じて障害がみられることはよく知られています。

しかし、もっと軽い発達障害であるＡＤＨＤなどは、従来、「子ども特有の障害であり、大人になれば治るもの」とされ、「大人のＡＤＨＤ」という医学用語自体、以前は存在しませんでした。大人のＡＤＨＤなどあり得ないとされていたのです。

一九八〇（昭和五五）年に米国精神医学会が作成した精神障害の診断基準「ＤＳＭ－Ⅲ」で「注意欠陥障害（ＡＤＤ：Attention Deficit Disorder）」が採用され、「不注意」と「多動」、さらには「衝動性」が互いに独立したものとして捉えられるようになるまで、今日のＡＤＨＤに相当する障害は「微細脳機能障害（ＭＢＤ：Minimal Brain Dysfunction）」と呼ばれていたのです。ＡＤＤは一九八七（昭和六二）年に出された改定版「ＤＳＭ－Ⅲ－Ｒ」でＡＤＨＤと名称変更されました。

私は当時ＭＢＤを研究テーマにしていましたが、やはり子ども特有の障害とされ、「大人のＭＢＤ」という医学用語は存在しませんでした。先入観とはつくづく怖いもので、私も他の精神科医も「落ち着きがなく、キレやすいのは子どもだけ」と思い込み、「大人にも同様の障害があるのではないか」などとは考えもしなかったのです。

しかし、多くの研究者によってＭＢＤやＡＤＨＤの長期追跡研究が進むにつれて、この障害は子どものときだけでなく、大人になっても持続することがわかってきました。

一九九〇年代以降の欧米の研究によれば、小児期にＡＤＨＤの既往歴を持つ成人の、実に三一～六六％が、成人しても依然としてＡＤＨＤの症状を有することがわかっています。

では、どれくらいの割合で大人のＡＤＨＤはいるのでしょうか。

米国のマサチューセッツ州の運転免許更新者の自己記入質問用紙では、四・七％が大人のＡＤＨＤに該当しました。ただし、このデータは診断基準の選び方によって異なり、近年の米国の研究では、発見されにくい不注意優勢型（のび太型）のＡＤＨＤは人口の七％に達しており、他のタイプを含めれば人口の一二・八％がＡＤＨＤの診断に合致するといいます。実に大人の一〇人に一人以上は、ＡＤＨＤということになります。

大人の発達障害が発見されにくい三つの理由

これほど障害を持つ人が多いにもかかわらず、なぜ大人の発達障害はこれまで認められてこなかったのでしょうか。

その理由としては、

①性格や個性の問題だと誤解しやすい
②症状や病態の変化が大きく、わかりにくい
③専門医が極めて少ない

の三つの点があげられます。

まず指摘すべきは、理解不足にともなう誤解です。ADHDの特徴は、一般の人から見ると、その人の性格や個性に属するものであって、「頑張れば何とか克服できるもの。できないのは本人の努力不足」と周囲も本人も考えがちなのです。

性格や個性の問題で片づけてしまえば、当然、専門医に相談することもありません。

ADHDによく見られる「片づけられない」「短気でキレやすい」「人の話を聞かない」「まわりの空気が読めない」などの症状は、一見すると誰にでもありそうな短所です。

実際、私が外来で本人や家族に軽度の発達障害の症状を説明すると、初めは必ず、
「そんな人はどこにでもいるでしょう」
という反応が返ってきます。

確かに、それらはどこにでも誰にでもありそうな問題ですが、それらがまとまった症状群

として一人の人間に併存すると、学校や職場に適応できず、最悪の場合は家庭での生活も困難になってしまうのです。

二つ目の理由としては、大人になると発達障害の症状や病態が大きく変化してわかりにくくなる、という点があげられます。

大人の発達障害は、うつ病やアルコール依存症、パーソナリティ障害などを合併することが多く、発達障害の本来の症状が覆い隠されてしまうのです。

この場合、うつ病にしろアルコール依存症にせよ、もともと発達障害があってそこから合併したものなのか、それとも発達障害を患《わずら》った経験がなくて初めからうつ病やアルコール依存症になったのか、大人になってからではほとんど判別できません。

だからこそ専門的な視点が必要になるのですが、残念ながら、そのような専門医は極めて少ないのが実情です。これが大人の発達障害が発見されにくい三つ目の理由です。

発達障害を診断して治療できる医師は、主に児童精神科医ですが、日本は欧米と比べて児童精神医学は三〇～四〇年以上遅れていて、近年まで科名の標榜《ひょうぼう》さえ認められていなかったのです。

大人の発達障害を診断し、治療するには、患者が訴えている表面的な症状や行動に囚《とら》われず、患者の子どもの頃の発達障害の症状や発達歴を過去に遡《さかのぼ》って詳細に聞いていかなければなりません。

大人の発達障害が、予想以上に多いことが明らかになっているいま、専門医の育成は喫緊《きっきん》の課題と言えます。

「障害」という言葉が招く誤解と偏見

本書のタイトルに反しますが、私は注意欠陥・多動性障害、アスペルガー症候群などを含む発達障害の名称に強い違和感を感じています。

それは、「障害」という言葉が誤解と偏見を招きやすいからです。

たとえば、ＡＤＨＤは、前述のように一九八七（昭和六二）年に米国精神医学会が作成した診断基準「ＤＳＭ－Ⅲ－Ｒ」に初めて登場した医学用語ですが、そもそもＡＤＨＤ（Attention Deficit Hyperactivity Disorder）の「ディスオーダー」という言葉を「障害」と訳してしまった日本の翻訳者に責任の一端があるように思います。

「ＤＳＭ－Ⅲ－Ｒ」では夜眠れない不眠症を「睡眠障害」、夜中に小便を漏らす夜尿症を「排泄障害」と名づけたことからもわかるように、「ある行動や日常生活を行なう上で多少ハンディがあるもの」というくらいの意味合いでディスオーダーという用語を用いています。
しかし日本では「障害」と聞くと、極端な場合、重症心身障害や精神障害を連想してしまいます。このことが本人や家族の拒否感（「私〈うちの子ども〉は普通だ！」）や周囲の偏見、誤解を招く大きな原因になっています。

まさに「翻訳と原作は似て非なるもの」であり、「Translators, Traitors.——翻訳者は反逆者（裏切り者）」の古い格言がそのまま当てはまります。

もう一つ名称が生み出す誤解があります。

たとえば、ＡＤＨＤという障害名からはどうしても「不注意」や「多動」などの行動面のハンディばかり思い起こさせてしまいます。

しかしＡＤＨＤは、行動面だけに問題があるわけではありません。社会性や学習・認知機能、運動機能など、さまざまな発達のプロフィール（側面）が未熟またはアンバランスなのであり、むしろそれらの症状の方が社会適応上ハンディになりやすいのです。

以上のような理由から私は、学会や研究会のたびにＡＤＨＤやＡＳを「発達アンバランス症候群」と呼ぶべきであると提唱しています。

プラス面に目を向ける「発達アンバランス症候群」という考え方

この考え方をわかりやすく示したのが図1です。

たとえば、生活年齢（暦年齢）が一〇歳の場合、健常児なら発達のプロフィールも年齢に見合う形でほとんど一〇歳レベルになります。また、知能指数五〇の知的障害児の場合は、図のようにすべて生活年齢の半分の五歳レベルになり、全体としてみればバランスがよく、発達の凹凸はありません。

ところが、発達障害の場合は、図のように発達のプロフィールによっては八〜九歳レベルやそれ以下のところと一〇歳レベル以上のところがあってアンバランスです。ケースによっては一一〜一二歳のプロフィールもあり得ます。さらにアスペルガー症候群（高機能自閉症）の場合は、発達レベルがプロフィールによって一二〜一四歳になったり、六〜八歳になったりとADHDよりさらにアンバランスになります。また低機能自閉症の場合も、同様にアンバランスですが、もっと低いレベルで推移しています。

このようにADHD、AS、自閉症の脳は、健常児や知的障害児と比べてアンバランスであり、よくできることもあれば、できないこともあり、なかには健常児より優れた能力を示すプロフィールもあるのです。そしてこの状態が成人してもそのまま持続します。

図1　「発達アンバランス症候群」という考え方

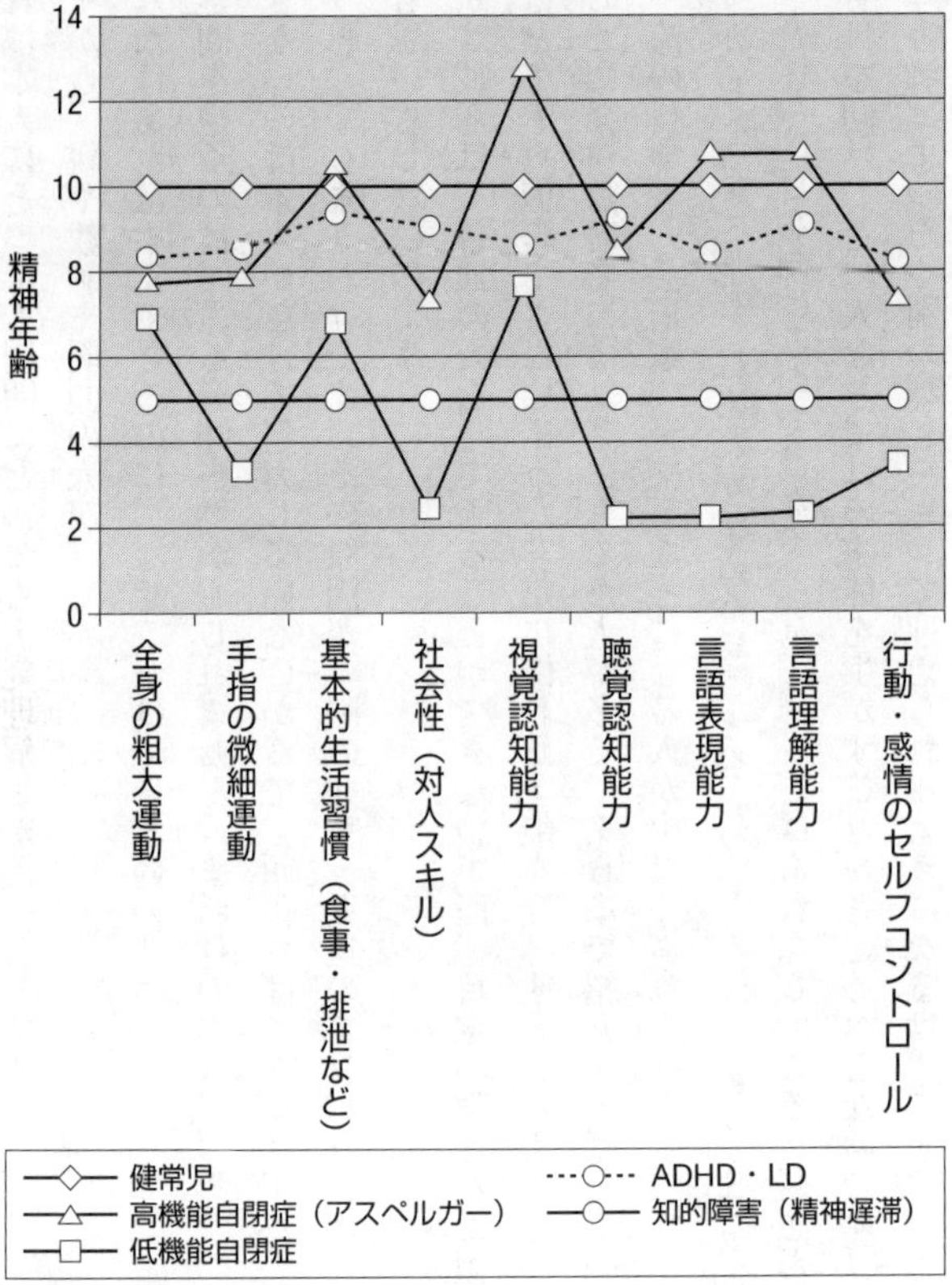

グラフは生活年齢10歳の時点における、各種の発達障害の「発達プロフィール」を示したもの。項目によって、未熟な面だけでなく、優れた側面もあることがわかる。

これは本人にとっても周囲にとっても大変理解しがたいことです。

ですから、親や教師や周囲の人が、

「あなたはあれはよくできるのに、なぜこれはできないの？」

と疑問を抱くのは、ある意味当然かもしれません。まわりの人は、

「できないのは本人が怠けて努力していないからで、頑張ればできるはずだ」

そう思ってしまうわけです。その原因が「脳の発育・発達のアンバランス」にあるなどとは誰も思いもしないのです。

しかし彼らは、普通の人ならできることができない半面、特定の限られた領域では普通の人にはとても真似《まね》のできないような非常に優れた才能を発揮することもあるのです。

このため発達障害者には一芸に秀《ひい》でた人が多く、第6章で紹介する歴史上の偉人たちのように一流の科学者、芸術家、音楽家などになる人が少なくありません。

ですから、「彼（彼女）はあれができない」と発達プロフィールのマイナス面（ハンディキャップ）にだけ目を向けるのではなく、「彼（彼女）はあれならできる、得意だ」とプラスの面にも目を向け、その人ならではの才能を生かすことを考えるべきなのです。そうすれば、発達障害者はまったく別の輝きをもって迎えられるようになるはずです。

　こうした「発達アンバランス症候群」の考え方は、本人や家族はもちろん、周囲の人にも受け入れやすく理解しやすいのではないかと思います。

まず「受け入れ」、「認める」ことから始める

　私は六〇〇名以上の「発達アンバランス症候群」の患者を診ていますが、この頃つくづく感じるのは、まず「受け入れること（受容）」と「認めること（認知）」の大切さです。

　ほとんどのＡＤＨＤやＡＳの子どもたちは、親や教師からも受け入れられず、認められていません。そのまま大人になって合併症を引き起こすと、背景にある発達障害はいっそうわかりにくくなってしまいます。悲劇の連鎖です。

　発達障害者は、もともと健常者に比べてはるかにストレスに対する抵抗力が弱いので、健常者以上に温かく理解のある接し方と対応が必要になります。

　しかし、現実の社会では、正反対の冷たい扱いがなされています。思春期・青年期以降に彼らがさまざまな合併症や二次障害を示すのは当然の帰結なのです。

　こうした悲劇を少しでもなくすには、本人や周囲が、できるだけ早く発達障害であることを受容し、認知することです。すべてはそこから始まります。

そこで次の第2章では、発達障害の具体的な症状を紹介するとともに、発達障害かどうか自己診断できるように、その診断基準をお話ししたいと思います。

第2章　こんな人は、発達障害かもしれない

――大人の発達障害の症状とは

大人の発達障害で最も多いのはADHD

これまでたびたび指摘してきたように、発達障害は障害の種類が幅広く多様であり、その症状を一括りにして総括的に述べるのは極めて困難です。

そこで、比較的重度の発達障害についての説明は別の専門書に譲り、本書では比較的軽度の発達障害、なかでも大人の発達障害で最も有病率の高い注意欠陥・多動性障害（ADHD）を中心に、その基本的な症状や副次的な症状についてお話ししたいと思います。

まず、【1】ADHDについて述べ、その後に【2】アスペルガー症候群（AS）と【3】女性のADHDについて説明します。

【1】注意欠陥・多動性障害（ADHD）の特徴

ADHDは、症状の現われ方によって、

①多動・衝動性優勢型
②不注意優勢型
③混合型

の三つのタイプに分けられます。

本章末尾にＡＤＨＤの自己診断チェックリストを三つ紹介しました（表２～表４）。米国精神医学会が作成した表２は、小児期のＡＤＨＤを対象としたもので、大人のＡＤＨＤを対象としたものではありません。

前述のように、思春期・青年期以降になると、これらの症状は修飾されたり、さまざまな二次障害や合併症を示して判断しにくくなってきます。

とはいえ、ＡＤＨＤの基本症状は、あくまで表２に示した「多動性」「不注意」「衝動性」の三つです。これらのうち多動性は、学童期（小学校）後半になるとかなり改善されますが、不注意と衝動性は思春期・青年期以降、大人になっても残ります。

大人のＡＤＨＤの症状が、前記①～③の三つのタイプに分かれるのはそのためです。

大人のＡＤＨＤの診断基準としては、表３のウェンダー・ユタの診断基準と、表４のエドワード・ハロウェルとジョン・Ｊ・レイティによる診断基準がよく知られています。

ただし、これらはたんに症状を羅列しただけで、一般の人がこれを見て発達障害かどうか判断するのは極めて難しいと言わざるを得ません。

そこで、ここでは筆者が項目別にまとめた独自の診断基準（表１）を使って、大人のＡＤ

ＨＤにはどのような症状が傾向として現われるのか、具体的にお話ししたいと思います。

［１－１］基本的症状

(1) 多動（運動過多）——いつも落ち着きがなくソワソワしている

ＡＤＨＤの症状のうち、特に多動・衝動性優勢型（ジャイアン型）の子どもでは、幼児期から学童期前半にかけて落ち着きのない多動傾向が目立ちます。

しかし、学童期後半から思春期になると、この傾向は徐々に改善されていきます。そして大人になると、全身の多動は目立たなくなり、むしろ何となく気ぜわしくソワソワしているという別の表現型をとるようになります。

彼らはゆったりとくつろぐことができず、せっかちでいつも何かしています。彼らはみな一様に、「長い時間じっとしているとかえってイライラして不快になる」と言います。

このため用もないのにウロウロ歩いたり、座っていても頻繁《ひんぱん》に姿勢を変えたり、手足を組み直したり、机を指で叩いてコツコツ音を立てたり、貧乏ゆすりをしたりします。早口で絶え間なく一方的にしゃべったりもします。これは「舌の多動」であるとする専門家もいま

表1　大人のADHDの主な診断基準

[1] 基本的症状

基準項目	具体的な特徴
(1)多動（運動過多）	いつも落ち着きがなくソワソワしている
(2)不注意（注意散漫）	気が散りやすく、一つのことに集中できない
(3)衝動性	後先考えずに思いつきでパッと行動してしまう
(4)仕事の先延ばし傾向・業績不振	やるべきことを先延ばしにし、仕事がどんどんたまっていく
(5)感情の不安定性	気分屋で情緒不安定・セルフコントロールの欠如
(6)低いストレス耐性	ひどい心配性で強い不安感に囚われやすい
(7)対人スキル・社会性の未熟	対人関係で必要な基本的なスキルが未熟で孤立しやすい
(8)低い自己評価と自尊心	マイナス思考で物事を否定的、悲観的、被害的に捉える
(9)新奇追求傾向と独創性	飽きっぽくて一つのことが長続きしない

[2] その他の随伴症状

基準項目	具体的な特徴
(10)整理整頓ができず、忘れ物が多い	記憶障害によって段取りよく作業ができない
(11)計画性がなく、管理が不得手	金銭・時間・書類などを管理することができない
(12)事故を起こしやすい傾向	集中力に欠け信号や標識などを見落としがち
(13)睡眠障害と居眠り	睡眠不足から交通事故などを起こしやすい
(14)習癖	爪かみ、チック、抜毛、貧乏ゆすりなど
(15)依存症や嗜癖行動に走りやすい	酒、タバコ、薬物、ギャンブルなどに溺れやすい
(16)のめり込みとマニアックな傾向	過集中とこだわり傾向が見られる

す。

彼らは後に述べる「新奇追求傾向」があるため、新しい刺激を求めて次々と興味や関心の対象が移り、新しい趣味やレジャーに手を出します。職業を転々と変えたり、引っ越しを繰り返したり、頻繁に付き合う相手が替わるなど異性関係も落ち着きがなかったりします。

これらも広い意味で多動傾向と関連しています。

(2) 不注意（注意散漫）——気が散りやすく、集中できない

不注意は、すべての発達障害者に共通する最も大きな特徴であり、ADHDの中核的な症状です。

これは脳の軽度の機能障害によって、目が覚めているときでも、自分の興味や関心のないことには覚醒《かくせい》レベルが低下して、注意散漫になってしまうためです。だから、気が散りやすく、一つのことに長い時間注意を集中できません。

その結果、仕事、家事、勉強、会議、読書などの途中で集中力が途切れて意識が別の世界に飛んでしまう。**極端な場合、居眠りしたり、時々ボーッとして「心ここにあらず」で自分**

の世界にトリップしてしまったりします。

しかし、本人はそのことにほとんど気づいていません。

仕事をするには上司や同僚、取引先などとじっくり話し合うことが必要になりますが、**大人のＡＤＨＤの人は注意散漫で相手の話をちゃんと聞けないので、自分の言いたいことだけを一方的に話してしまいがちです。**これは家庭生活でも同様で、パートナーや子どもたちに言いたいことだけ言って、彼らの話になかなか耳を貸しません。

これでは同僚や上司、取引先などはたまったものではありませんし、当然、家族も大きな欲求不満を抱えることになります。

このように彼らは、注意散漫で仕事や学業に集中できないため、どうしても達成レベルが低く、大きなハンディになっています。家族の間でも溝が生まれやすいのです。

また、彼らはこの不注意傾向のために、家庭でも職場でも計画性がなく、「管理すること」が苦手です。

たとえば、**金銭管理ができないのでお金を計画的に使えず、浪費癖や衝動買いに走りやすい。時間の管理も苦手で仕事や雑務を計画的にできません。決められた日課をこなすのは大の苦手です。片づけ・整理整頓ができず、物事をやりっぱなし、服を脱ぎっぱなし、本を読**

みっぱなし、食べ物を食べっぱなし、テレビをつけっぱなし、戸や窓を開けっぱなし……。
部屋はゴミ屋敷です。書類や帳簿などの管理も苦手でミスが多い。人事管理も苦手です。
車の運転中も信号の見落としなどで事故を起こしやすく、職場でも機械や器具の操作ミスが多いので、産業事故や労災事故につながりやすい。

発達障害者はキャリア・ガイダンス（職業選択指導）が極めて重要になりますが、それはまさにこうした事故を回避するためです。

いずれにしろＡＤＨＤでは、仕事でミスや失敗を繰り返すことが多く、成功体験や達成感に乏《とぼ》しい。このためどうしてもセルフイメージ（自己像）が低くなり、劣等感、疎外感を抱きやすく、「自分は価値のない何もできない人間だ」と思い込む傾向（自己不全感）が強くなります。うつ病などを併発しやすいのは、このためです。

ＡＤＨＤの注意散漫、不注意傾向は、一つには脳機能の障害にともなう「脳の情報フィルター機能」の低下によるものとされています。

人間の脳には、外から入ってくる膨大な量の情報から必要なものだけを選んで思考活動を司《つかさど》る前頭葉《ぜんとうよう》に伝える「フィルター（注意選択）機能」が備わっています。

たとえば、立食パーティに出席した場合、正常な脳であれば、まわりの雑音が多少騒々しくても、フィルター機能が働いて、特定の相手の話だけを傾聴し、その他の雑音は無意識のうちに注意選択してシャット・アウトすることができます。

これは心理学者のコリン・チェリーが提唱した「カクテル・パーティ効果」と呼ばれるものですが、**ＡＤＨＤの人はこのフィルター機能が未熟なため、まわりの騒音、雑音を無差別に脳のなかに取り込んでしまい、注意が他に飛んでしまうのです。**先生や上司や同僚などとの話に集中できないのはこのためです。

これは「不注意または注意の転導性亢進《こうしん》」と呼ばれる現象です。これが自閉症やＡＳではもっと激しく、低機能の自閉症では音に対して異常に過敏になる聴覚過敏現象を示してパニックになり、外からの音を遮《さえぎ》るための「耳塞ぎ現象」が見られることもあります。

（３）衝動性――後先考えずに思いつきで行動してしまう

衝動性はＡＤＨＤの症状のなかで生涯にわたって持続するもので、しばしば非常に深刻かつ危険な影響を本人や周囲に与えます。

衝動性は、一般の人にはなかなかわかりにくく、把握しにくい症状なので、子どもを例にあげて説明します。

ＡＤＨＤの子どもは、物事の善悪や後先のことなどまったく考えずに、思いついたら、パッと行動に移したり、すぐに口に出して言ってしまったりします。

たとえば、行動面で言えば、休み時間にクラスの友だちが順番やルールに従って遊んでいるのに、突然、何の断りもなしにパッと口や手を出して混乱させたり、散歩の途中、獰猛《どうもう》な犬に手を出して噛《か》まれたり、車の通っている道を危険を顧《かえり》みず横断したりします。

言葉の面では、母親と道路を歩いているときに、見知らぬ人を指差して、

「お母さん、変な人がいるから見て！」

「あの人おかしな格好しているよ！」

と相手に聞こえるような声で話したり、来客がいるときに、

「ママー、僕テレビ観たいの。お客さんいつ帰るの？」

と言ったり、教室でも、

「君、背が低いね」

「成績悪いね」

などと相手が傷つくようなことを平気で言ったりします。

このためしょっちゅう親に叱られたり、学校でいじめられたり、仲間外れになったりしま

す。でも、本人はまったく悪気がなく、なぜ自分が間違っているのか、気づきもしません。彼らは「自分はぜんぜん悪くないのに、叱られたり、いじめられている」と思うのです。

このような衝動性は大人になっても残ります。彼らは会話の途中だろうが、仕事や会議の最中だろうが、そのときの思いつきや気分でパッと発言したり、行動したりします。TPO（時と場所、場合にあった方法）をわきまえた振舞いができないのです。

このため、その場にそぐわない〝KY〟（空気が読めない）**発言を連発して顰蹙《ひんしゅく》を買ったり、相手を傷つけたりします。仕事でも突発的なミスを繰り返し、私生活でも衝動買いをしたり、大酒を飲んだり、ギャンブルで大損したり、たびたび交通事故を起こしたりします。異性ともその場の雰囲気や勢いで関係を持ってしまうことが多いため、しばしば浮気や不倫をしたり、性病や妊娠のリスクも高くなります。**

大人のADHDでは、このように思いつきの言動を繰り返すため、周囲の信頼を失いやすく、また友人や上司、同僚などとのトラブルが絶えません。

唐突で無遠慮な言動から家庭内でもパートナーや子どもとのトラブルが多く、離婚率が高いのが特徴です。家庭内暴力（DV：Domestic Violence）や児童虐待に走るケースもあります。

大人のADHDは自己評価や自尊心が低くなりがちですが、それは前述の不注意傾向だけでなく、思いつきの言動で失敗やトラブルを繰り返す、この衝動性も深く関係しています。

一般にADHDの衝動性は、脳内で分泌《ぶんぴつ》されるドーパミン、ノルアドレナリン、セロトニンなどの神経伝達物質のうち、特にセロトニンが不足し、衝動や欲望をコントロールできなくなるのが原因とされています。うつ病になったり、アルコールや薬物などの依存症に陥るケースが多いのは、そのためです。

（4）仕事の先延ばし傾向・業績不振――期限が守れず、仕事がたまる

ADHDでは、子どもの頃からやるべきことを何でも先延ばしにする傾向がみられます。

これはADHDの「先延ばし傾向」と呼ばれるもので、

①自分の興味や関心の向いたことを優先してしまう
②自分のやるべきことをすぐ忘れてしまう
③新しいことへの心理的抵抗や不安が強い

などが原因とされます。

その結果、最低限やるべきことが無視されたり、嫌いなこと、不得手なことが敬遠され、

どんどん先延ばしされてしまうのです。

彼らは時間の管理が苦手ですから、先の見通しやスケジュールを立てて計画的に行動することができません。これが先延ばし傾向に拍車をかけるため、朝は登校の準備ができないでグズグズし、夜はゲームやテレビに夢中になって宿題に手がつきません。

こんな調子ですから、

「何やってるの、早く学校に行く準備（宿題）をしなさい！」

と毎日のように親から怒られています。

ＡＤＨＤでは大人になっても先延ばし傾向が続くため、家でも職場でもやるべき仕事が先延ばしされ、山積みになってしまいます。物事の優先順位がつけられず、あれもこれも同時進行で進めるので、いつまでたっても仕事が終わりません。

このためしばしば**期限**までに**仕事**ができなかったり、**書類**や**提出物**の**締め切り**に**間に合わなかったり**、**支払い期限を守れなかったり**、**約束**をすっぽかしたり**します**。これではいい仕事は望めません。それどころか、まわりの信頼を失っていくばかりです。

（5）感情の不安定性――「大きくなった子ども」たち

ＡＤＨＤやＡＳなどの発達障害者の大きな特徴の一つとして、気分や感情のセルフコントロールがうまくできず、極めて不安定なことがあげられます。

ＡＤＨＤの**多動・衝動性優勢型**（ジャイアン型）の場合、**自分の思い通りにならないと、ほんの些細《ささい》なことでもすぐに不機嫌になり、瞬間湯沸《わ》かし器のように怒りの感情を爆発させます。このため周囲からは「短気でキレやすい、癇癪《かんしゃく》持ち」と思われています。**

キレたとき、彼らは一種の解離状態（思考や感情などの精神機能の一部が自己から切り離された状態）に陥り、後で聞いてもキレたことを覚えていないことが少なくありません。また理由もないのに妙にウキウキして高揚したハイな気分になることもあります。

これに対してＡＤＨＤの**不注意優勢型**（のび太型）の場合は、**やはり些細なことで不機嫌になるのですが、逆に気持ちが落ち込んでメソメソします。実際にはこの両者の混合型が多いので、キレたと思ったら、メソメソ落ち込んだりするケースが少なくありません。**

このため周囲からは、気分屋で情緒不安定でストレスや欲求不満に耐えられない、未熟な人格とみなされることが多く、パートナーや友人たちは、彼らのことをよく「大きくなった子ども」と形容します。

大災害、戦争、強姦、犯罪被害、テロ事件……。心に加えられた衝撃的な傷がもとになり、後でさまざまなストレス障害を引き起こす疾患を「心的外傷後ストレス障害（ＰＴＳＤ：Post-traumatic Stress Disorder）」と言いますが、これにはなりやすい人となりにくい人がいます。

近年の米国などの調査研究では、もともと発達障害のある人は、一般の健常な人に比べて些細なストレスやトラウマ（心的外傷）でＰＴＳＤになりやすいという報告がなされています。ＰＴＳＤとまではいかなくても、**発達障害の人は過去にあった嫌な体験が些細なことでフラッシュバックして不機嫌になったり不快な気持ちになることが多い**のです。

自閉症の人が、まわりの人から見たら、何の理由もなくパニック状態になって泣きわめいたり、興奮して暴れるのも、以前に経験したことが頭のなかにフラッシュバックするためで、児童精神科医の杉山登志郎《すぎやまとしろう》医師は、これを自閉症特有の「タイムスリップ現象」と名づけています。

しかし、筆者の経験では、これは自閉症だけでなく、ＡＤＨＤなどの他の発達障害にも多かれ少なかれ見られる現象です。

発達障害は、気分や感情の変動が激しく、多弁、多動で落ち着きがなく動き回ることがあるので、躁うつ病との鑑別（見分けること）が必要となります。

一般に躁うつ病は、

①躁状態やうつ状態の病相期《びょうそうき》と寛解期《かんかいき》がはっきり分かれている

②思春期・青年期以降に発症してくる

という特徴的な二点があり、これが発達障害との鑑別ポイントになります。

なお自閉症、AS、ADHDのいずれにおいても、感情の不安定やタイムスリップ現象は、彼らの脳機能障害――おそらく前頭葉・側頭葉から大脳辺縁系《へんえんけい》の機能障害――によるものと思われます。

(6) 低いストレス耐性――心配と不安が感情の暴発を招く

前項の感情の不安定とも密接に関係しますが、発達障害者は一般にストレスに対する耐性や抵抗力が極めて弱いため、とびきりの心配性で強い不安感に囚《とら》われやすいのが特徴です。

不安にはさまざまなものがありますが、彼らは特に、

①人間関係に必要以上に不安や緊張を抱きやすい「対人不安」

②病気のことを心配しやすい「心気不安」

③親や友人、パートナーなどに依存しやすく自立できない「分離不安」

④何でも完璧にしないと気がすまない「完全癖不安」

などの傾向が顕著《けんちょ》です。最近は、自分の顔や臭いなどを必要以上に気にする「醜《しゅうけい》形恐怖」や「自己臭恐怖」に陥る人も増えています。

ストレス耐性の低さを背景とするこうした強い不安感は、ちょっとしたことで感情の不安定につながり、すぐにキレたり、メソメソ落ち込んだりします。

彼らがうつ病や不安障害（パニック障害、強迫性障害、全般性不安障害、ＰＴＳＤ）、アルコール依存症などを合併しやすいのもこの感情の不安定性が大きく関係しています。

感情の暴発が暴力事件に至ることもあり、しばしば児童虐待やパートナーへの家庭内暴力（ＤＶ）となって現われます。筆者の経験した症例では、既婚者で子どものいるＡＤＨＤの人に限れば、五一例中二五例（四九・〇％）に児童虐待が見られました。

ちなみにこのケースでは、虐待された子どもの多くも発達障害でした。これは一つには遺伝的な問題もありますが、軽度の発達障害の場合、普通の子どもに見えるので、「なぜあなたはこんなことができないの⁉」と責められやすいからです。

発達障害児の場合、親もまた発達障害者であることが少なくなく、「モンスターペアレント（理不尽な要求を繰り返す保護者）」の多くはそうだと考えられています。

いずれにしろ、**発達障害では癇癪を起こして怒り狂ってもそれが長続きしません。すぐに平静な状態に戻り、何事もなかったかのようにケロッとしています。一種の解離状態で、キレたこと自体を覚えていない人が多いからです。このため相手にカチンときたとしても、その感情を執念深く持ちつづけることはありません。**

そのため「瞬間湯沸かし器」などと呼ばれるように、熱しやすく冷めやすいのです。

しかし、それに付き合わされる周囲の人間はたまったものではありません。気が動転し、激しいショックを受けます。ひどいトラウマが残ることも少なくありません。

このため人間関係を損ねて職を辞めたり、友人を失ったり、離婚に至るケースが多いのです。衝動性や低いストレス耐性による不利益は甚大《じんだい》です。

（7）対人スキル・社会性の未熟——空気が読めず、人の話が聞けない

対人関係が苦手で不器用なのは、すべての発達障害者に共通する傾向です。ADHDもASほどではありませんが、基本的に社会性（対人スキル）が未熟です。

「大きくなった子ども」である彼らは、一般に、

①人との約束事や社会のルールが守れない
②自己中心的で他者との協調性に乏しい
③人の気持ちを読んで、場面や状況に応じた対応ができない
④頭のなかで考えていることをうまく言葉で表現できない
⑤感謝、反省、共感などの気持ちをうまく表現できない
⑥人に助けを求めたり、要求を断ることができない
⑦友人や恋人などとの信頼関係を持続できない
⑧いじめや仲間はずれの対象になりやすく孤立しやすい

などの傾向が顕著です。

彼らは、家庭や学校、社会の決まり事が守れず、みんなが楽しくゲームで遊んでいるときでも平気でそれをぶち壊すようなルール破りをします。

また自分の言いたいことと、興味のあることを一方的にしゃべって、人の言うことを聞きません。相手が興味があるかどうかなどおかまいなしに、たとえば、昆虫、恐竜、車、電車、ゲーム、パソコンなどについて延々と話しつづけます。

これは他人の立場で考えたり、場の空気を読んだりすることができない、いわゆる空気の読めない〝ＫＹ〟だからです。

一般の健常者は、人と会話をするとき、相手の話だけ聞いているわけではありません。相手の表情や口調、声のトーン、間の置き方、さらには周囲の状況なども含めて、相手の気持ちを汲《く》み取ろうとします。発達障害者にはそれがうまくできません。

一言で言えば、**他者と喜怒哀楽の感情を共有する「共感性」に欠けるのです**。

このため平気で人を傷つけるようなことを言ったりもします。しかし一方で、人一倍傷つきやすく、些細なことですぐに落ち込んだりもします。

一方的にしゃべりまくる姿とは一見矛盾しますが、彼らは考えていることをうまく文章や言葉にするのが苦手な面があって、ちょっとからかわれたり、責められたりしても、思うように言い返せません。それで余計にストレスを感じ、傷ついたりします。

また同様の理由から、何かを頼んだり、逆に頼まれた依頼を上手に断るのも苦手です。誰かに助けられても「ありがとう」の一言が言えず、「手伝ってあげたのに」と反感を買うこともしばしばです。謝ったり、賛同したり、人に好かれるように振舞ったりするのも不得手です。敬語もうまく使えないので、平気で目上の人に〝タメ口〟をきいたりします。

こんな調子ですから、周囲は振り回されて不満がどんどん蓄積していきます。友人や恋人

とも長続きしないし、いじめや仲間外れにもあいやすい。対人スキルの未熟さは、どうしても彼らを孤立の淵《ふち》に追い詰めやすいのです。

しかし、それでもＡＤＨＤの彼らは、人と親しくしたり、仲間を作りたいという願望は持っています。これは、そうした欲求が希薄なＡＳとは大きく異なる点です。

ただし、そうは思いながら、現実の対人スキルはひどく未熟であり、望むような対人関係を実現するには、あまりにもギャップがあるため、彼らはしばしば強い不安や葛藤《かっとう》状態に陥ります。思春期・青年期以降にうつ状態、不登校、非行などの二次障害や合併症をともないやすい理由の一つは、まさにこの対人スキルの未熟性にあると考えられています。

対人スキルの未熟性は、子どもならば小学校の頃から対人関係を中心とする社会的なスキルを訓練するＳＳＴ（Social Skills Training：社会生活技能訓練）という療法を行なうことでかなり改善されますが、残念ながら大人になってからではあまり効果が期待できません。

大人のＡＤＨＤの場合は、パートナーや家族の協力を得て、心理教育や環境調整療法を行なったり、職場選択を考え直したりした方が現実的だし、効果的です。

この点については、後で改めて述べます。

（8）低い自己評価と自尊心――マイナス思考と募《つの》る劣等感

発達障害者は、そもそも自分自身を客観的に正しく認識する「自己認知」が苦手です。また他者を正確に認識する「他者認知」も不得手です。

加えてＡＤＨＤの人の多くはマイナス思考で、物事を否定的、悲観的、被害的に捉える傾向があります。思春期・青年期になって、不十分ながらも、自分自身をある程度客観的に観察できるようになると、そうしたマイナス思考の影響から、自己評価や自尊心が低くなり、人から疎外され、軽蔑されていると被害的に捉えるようになります。

これには二つの理由が考えられます。**一つは、彼らが小さいときから達成感や成功体験を積み重ねることができず、むしろ挫折感や失敗体験ばかり重ねて、家庭や学校、職場などで低い評価を受けつづけるためです。**

『手のつけられない子　それはＡＤＨＤのせいだった』（扶桑社）の著者メアリー・ファウラーは、ＡＤＨＤの人に自尊心が育ちにくい理由として、

①**成功体験を積むことができない**

②**周囲の評価が低い**

③「できるのにやらない、**怠けている」と誤解されやすい**

④**無理解な親や教師から過大な期待をかけられる**
⑤**できたりできなかったりと症状が変動する**

などを指摘しています。

もう一つの理由は、**脳機能障害です。**

具体的には、自尊心を司る前頭葉から基底核《きていかく》・線条体《せんじょうたい》に至る「報酬系（ドーパミンを分泌**して快感を高める神経系）」という部位が未発達で、自己像・自尊心が低くなりやすいと考えられています。**

『ＡＤＨＤ（注意欠陥多動性障害）の子どもたち』（金剛出版）の著者マーク・セリコウィッツも、彼らの自尊心の低い理由として、失敗を繰り返すため周囲の評価が低いことのほかに、やはり脳の報酬系の未熟性をあげています。

発達障害者は、こうして低い自己評価と自尊心を持ちつづけ、思春期・青年期になると漠然とした社会不適応感を抱き、劣等感、無力感、孤立疎外感が募り、さまざまな合併症を発症するようになるのです（図２）。

(9) 新奇追求傾向と独創性——飽きっぽく一つのことが長続きしない

ＡＤＨＤやＡＳのような軽度の発達障害者は、「新奇追求傾向（Novelty seeking）」と「独創性」が共存しています。

彼らは基本的に飽きっぽく、退屈に耐えられず、少しでも退屈を感じると、すぐに何か新しいものを探して頭のなかのチャンネルを切り替えます。古くからある決められたやり方や手順を嫌い、常に目新しいものや熱中できるものを探して、好奇心の赴《おもむ》くままに外界の刺激を追求します。

簡単に言えば、物見高く、野次馬根性が旺盛《おうせい》なのです。こうした新奇追求傾向は、米ワシントン大学教授クロニンジャーによるパーソナリティ理論では最も遺伝しやすい部分とされています。

ちなみに好奇心に関与する遺伝子のデータを見ると、米国人は他の国に比べて図抜けて好奇心が高いことがわかります（図3）。これは米国社会が、好奇心やチャレンジ精神旺盛な欧州移民をルーツとしているからではないかと思います。

強い刺激を求める傾向については、『へんてこな贈り物　誤解されやすいあなたに——注意欠陥・多動性障害とのつきあい方』（インターメディカル）を著したエドワード・M・ハロ

図2　発達障害者が合併症を発症するメカニズム

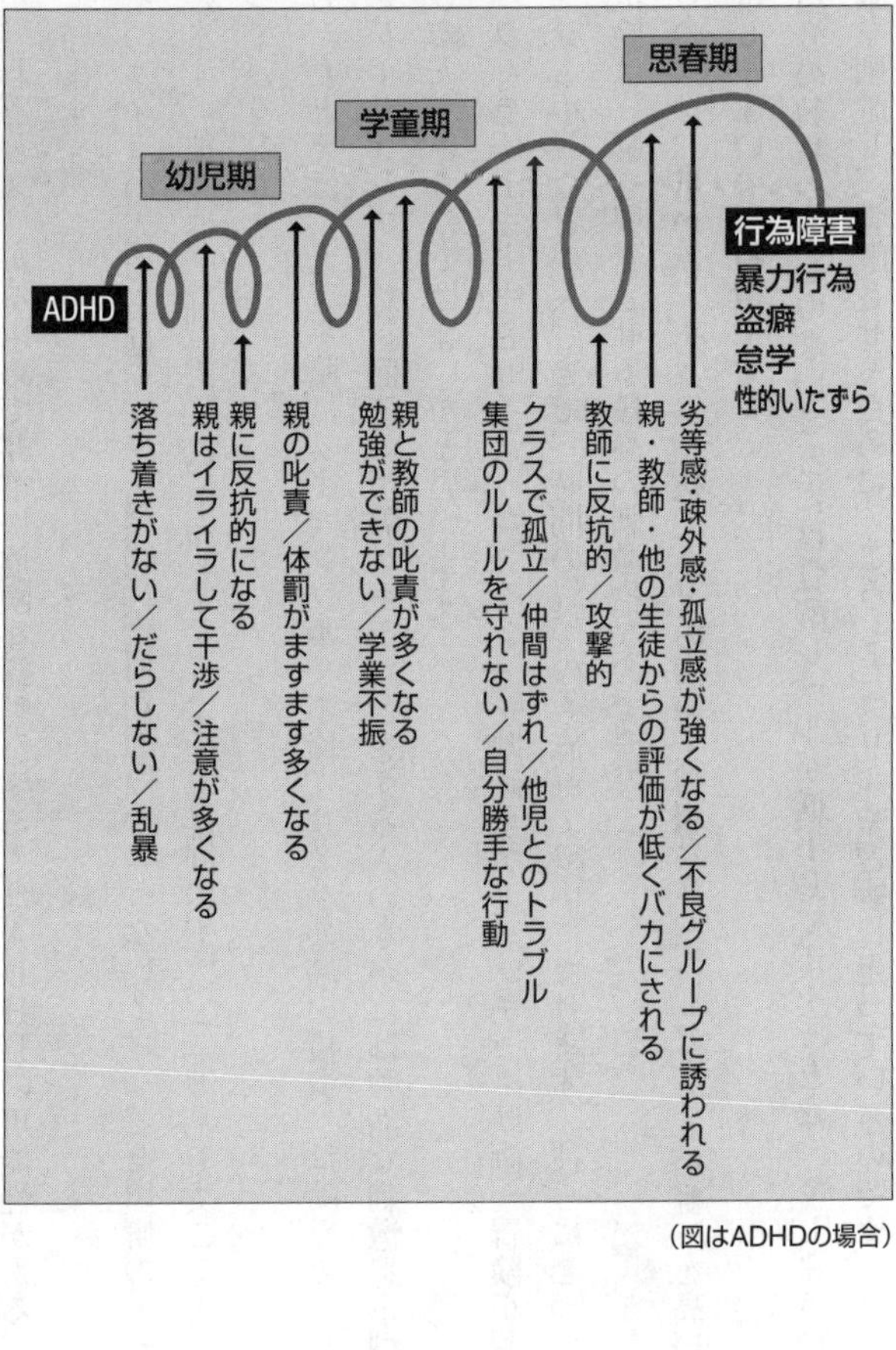

（図はADHDの場合）

ウェルらが、わざとスリルを求めて非常に危険な行動をする人はＡＤＨＤの可能性がある、と指摘しています。

実際、そのタイプの人たちは、「あ～退屈だ、何か面白いことない？」などと口癖のように言っています。彼らは、「刺激のない退屈な人生は生きる価値がない」「波乱万丈こそ人生だ」と思っているのです。

ですから、たとえば、大金を賭けるギャンブル、不倫、リスクの高い投資、危険なカーレース、バンジージャンプ、急斜面での滑降スキーなどをする人のなかには強烈な刺激追求型のＡＤＨＤの人がいるのではないかと思います。

また、ハラハラ、ドキドキさせるようなアクション映画やアドベンチャー映画、冒険小説やファンタジー小説などが大好きで、時間の経つのも忘れて夢中になります。彼らにとってスリルや危険は、脳を興奮させる最高の刺激物なのです。

ＡＤＨＤの人は、**爪かみ**、**チック**、**抜毛などの習癖**（**習慣となっているよくない癖**）を**高い確率で合併しやすいのも特徴です**。

彼らは自分の興味や関心のないことには覚醒レベルが低下してボーッとなってしまうので、自ら脳を刺激し、覚醒させるために、こうしたスリルや習癖に走っているのです。プロ

図3　好奇心に関与する遺伝子

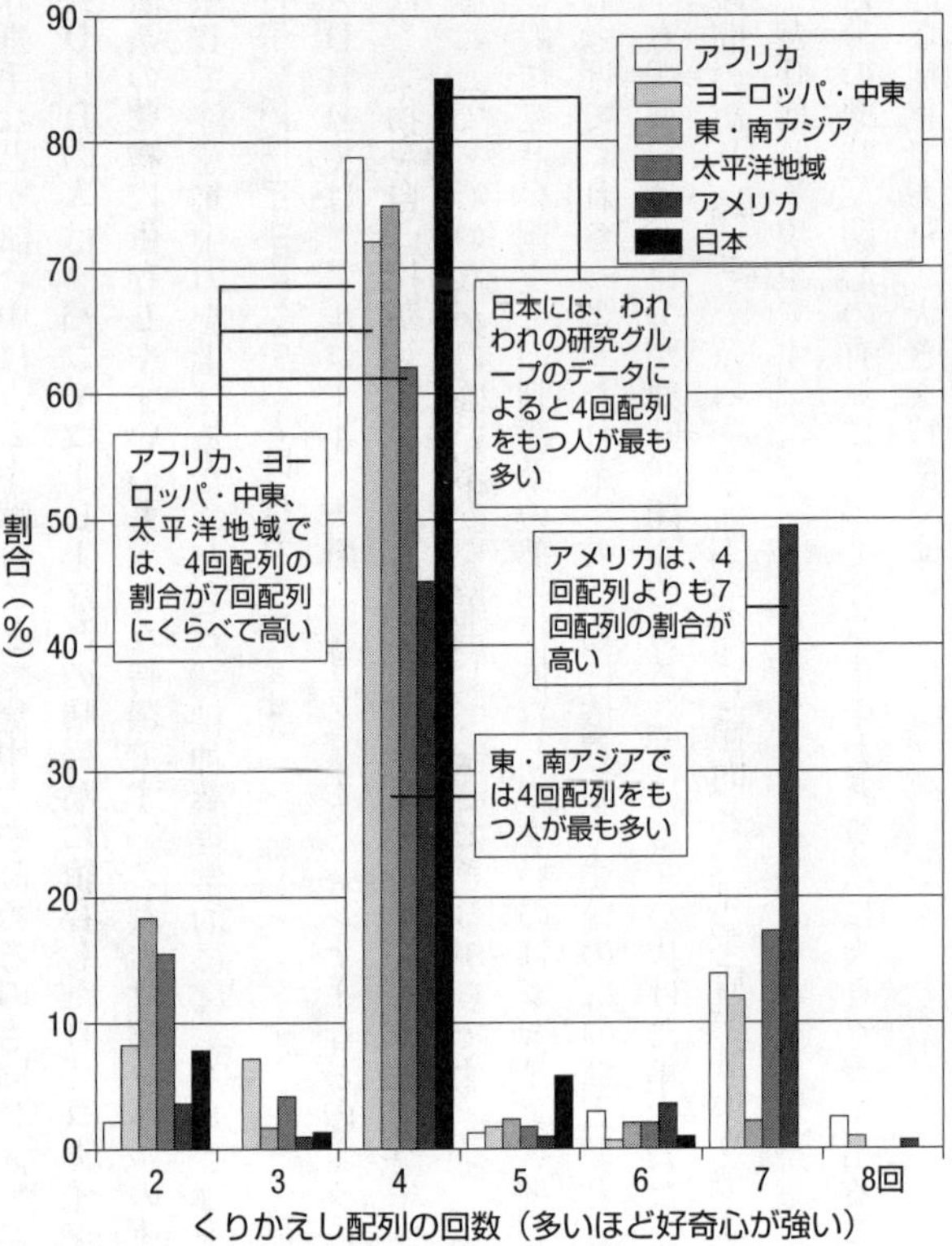
90
80
70
60
50
40
30
20
10
0
割合（%）
アフリカ
ヨーロッパ・中東
東・南アジア
太平洋地域
アメリカ
日本
日本には、われわれの研究グループのデータによると4回配列をもつ人が最も多い
アフリカ、ヨーロッパ・中東、太平洋地域では、4回配列の割合が7回配列にくらべて高い
アメリカは、4回配列よりも7回配列の割合が高い
東・南アジアでは4回配列をもつ人が最も多い
2
3
4
5
6
7
8回
くりかえし配列の回数（多いほど好奇心が強い）

出典：ホン・ミン・チャン「ハム・ゲネット」1996
大野 裕「アメリカン・ジャーナル・オブ・メディカル・ジェネティクス」1997

好奇心に関係するD4DR（ドーパミンD4受容体）の長さは、地域や国によって特徴がみられる。D4DR遺伝子のくりかえし配列の回数が多い人ほど、新しいものへの積極性を測るテストの点数が高い傾向をもつ。

野球選手などが試合中にガムを嚙むことで集中力を高めるのも同じメカニズムです。

ＡＤＨＤの人は**タバコやコーヒーなどの嗜好品《しこう》に依存したり、コカインや覚せい剤などの刺激系の薬物に依存しやすいのも大きな特徴です。**これも覚醒レベルの下がった脳を自分で刺激して注意集中力を上げるためとされ、精神薬理学的には「セルフメディケーション（自己投薬：Self-medication）」と呼ばれています。

ＡＤＨＤでは、アルコール、大麻（マリファナ）、シンナーなどのように逆に覚醒レベルを下げる薬物を自己投薬している者も少なくありませんが、これはそうやって覚醒レベルを下げることで、心のなかの強い不安を解消して安心できるからです。

一般に覚せい剤などの刺激系の薬物に依存しやすいのはジャイアン型、大麻などの不安をやわらげてくれる〝まったり系〟の薬物に依存しやすいのはのび太型とされています。

一方、彼らは、自分が興味、関心のあることにはズバ抜けた集中力とこだわりを持って長い時間のめり込むことができます。不注意傾向と一見矛盾するようですが、これは「過集中」と呼ばれる現象です。

自分の興味、関心の有無によって注意集中力と意欲に大きく差が出るのは、ＡＤＨＤの典型的な症状であり、大きな特徴です。

発達障害者は、しばしば極めて独創的です。無計画で注意散漫でありながら、キラリと光る才能のひらめきを見せることがあります。普通の人なら到底思いつきそうもないことを考え、しかもそれを実行に移す行動力を併せ持っていることがあるのです。

歴史上の偉人には、このズバ抜けた集中力とこだわり傾向を持った人が多い。具体的には第6章で述べますが、彼らはまわりの評価など気にせず、自分の関心、興味の赴くままマニアックに一つのことにこだわって邁進《まいしん》し、芸術、科学、文学、歴史、冒険、芸能、マスコミなどの分野で偉大な業績を残しています。

発達障害者は、興味のないことへの「不注意傾向」と、興味のあることへの「過集中傾向」を併せ持っているわけです。これは普通の人でもよくみられることですが、発達障害者の場合は、その差が極端なのです。

ＡＤＨＤの新奇追求や独創性は、長所にも短所にもなる症状で、過集中傾向も併せてうまくプラス方向に活用できれば、自分の才能や能力にあった職業に就いて、思う存分、独創的な仕事をやることができ、結果的に素晴らしい業績を残せる可能性があります。

しかし、マイナスに作用するような形でしか職業選択ができないと、自分の興味や関心の向く仕事が見つからず、しばしば長続きしないで転職を繰り返したり、ニートになったりします。

　ですから、ＡＤＨＤの支援やサポートでは、本人の能力や才能、興味や関心を見極め、彼らが持っている「特別な何か」が生かせるような適切なキャリア・ガイダンスを行なうことがとても重要になるのです。

［１－２］その他の随伴症状

(10) 整理整頓ができず、忘れ物が多い——仕事はできるが家事は不得手

　片づけられず、忘れ物が多いというのは、大人のＡＤＨＤに必ずと言っていいほど現われる、極めて出現頻度の高い症状です。

　これは大人のＡＤＨＤの基本症状である「不注意」と密接に関連しますが、近年、注目されているのは「記憶障害」、なかでも「ワーキングメモリ（作業記憶：Working Memory）」や「手続き記憶（Procedural Memory）」との関係です。

　まずワーキングメモリですが、これは一言で言えば、一つの情報を保持しながら別の活動をするための機能です。

たとえば、キッチンでカレーを作っているときに電話がかかってきたとします。普通であれば、通話相手と話しながらも、鍋のそばを離れず、ときどきはこげないようにかき回したりするはずです。電話をしていても、「カレーの鍋が火にかかっている、気をつけないといけない」という意識がちゃんと働いているからです。

あるいは、二階のベランダに洗濯物を取りに行く場合なら、そこへ着くまで、自分は何しに行くのか、それをしっかり覚えておく。これができないと、二階のベランダに着いたとき、「あれ、何しに来たんだっけ?」となってしまいます。

このように、いまやっていることとは別に何かをやらなければならないとき、それに必要な情報を必要な期間だけ貯蔵し、「こっちもあるから忘れちゃダメだよ」と頭の中で注意を喚起《かんき》する仕組みが、ワーキングメモリなのです。

たとえて言えば、頭のなかに貼った作業用のメモ帳のようなものです。

ワーキングメモリは、脳の前頭前野《ぜんや》が司っているとされ、ここに問題が発生すると、**複数のことを同時にこなしたり、いまある課題をどう順序立てて実行すればいいか考えたり、いくつもある条件のなかから最適な答えを見つけたりするのが困難になります。**

たとえば、仕事中に同僚宛ての電話がかかってきたら、普通は彼の所在を確認し、必要に応じて取次いだり、不在などで電話に出られないなら、代わりに話を聞いて伝言メモを残したりするはずです。大人のＡＤＨＤの人は、こうした当たり前の事務、雑務ができず、しばしば取次ぎや伝言をしないでトラブルになったりします。

また前に読んだ内容や聞いたことが前提になる文章の読解や人との会話、講演会でのノート取りなども難しい作業になりますし、普通の人なら暗算で記憶しておけるものがすぐに消えてしまうので、買い物のときなどのちょっとした計算でも苦労します。

次に手続き記憶についてお話しします。

手続き記憶とは、自動的に物事の手順を実行する際の「知覚的（触る・見る）」、「運動的（物を動かす）」、「認知的（物を知覚して認識する）」な記憶であり、具体的には車や自転車の運転、タイピング、楽器演奏、水泳、読経などのように繰り返し行なうことで獲得されるタイプの記憶です。

簡単に言えば、からだで覚える記憶であり、意識しなくても使えるのが特徴です。

手続き記憶には大脳の奥にある基底核などが重要な役割を果たしているとされ、**ここが損傷を受けると、たとえば、何度繰り返しても仕事の手順が覚えられず、作業の練度も上がらない、という事態に陥ってしまいます。**

炊事、洗濯、掃除などの家事にしても、毎日繰り返しやることで手順や要領、段取りなどをだんだん覚えるわけで、手続き記憶に問題があると、たちまち困難に直面します。

大人の発達障害者は、よく「本業はできるのに雑務ができない」「仕事はできても家事ができない」と言われますが、**それは不注意傾向とともに、記憶障害があって、**

①雑多な用事の優先順位をつけ、
②先を読んで手順を考え、
③やりかけの仕事を最後まで続けて完成させる、

という一連の作業を段取りよくできないからです。

片づけられず、忘れ物が多いというのは、まさにその結果なのです。

彼らは、自分に興味や関心のないことは特に忘れやすく、「記銘（記憶として取り込むこと＝符号化）」も「保持（忘れずに覚えていること＝貯蔵）」も「想起（思い出すこと＝検索）」も苦手です。

その一方で、集中力と同じく、自分の興味や関心のあることには驚くほどの記憶力を発揮します。自分の興味や関心の有無によって注意集中力や記憶力に大きく差が出るのは、ADHDの典型的な症状であり、大きな特徴です。

なお、ADHDやASの人のなかには、強い不安感から、かえって強迫的に「整理整頓・片づけ」にこだわる人もいます。また、発達障害者であっても、小児期から親がしっかりしつけを行なえば、「整理整頓・片づけ」は身につくようになります。

(11) 計画性がなく、管理が不得手――低すぎる「生活の技術」

発達障害者は、私物の管理をはじめ金銭、時間、書類、食事、掃除、睡眠など、日常生活全般にわたる諸々の管理が、例外なく苦手です。

管理とは、簡単に言えば「何かをするときに、その方法や手順、時間配分などを考え、計画的に行なうこと」です。発達障害者の場合は、脳の機能障害にともなう不注意傾向や衝動性、記憶障害などによって、これがうまくできないのです。

このため生活するのに必要なライフ・スキルは、どうしても低くなりがちです。

片づけは大の苦手で、時間の使い方も無計画。就寝・起床時間はいつもバラバラで、遅刻の常習者です。思いつきで約束したり安請《やすう》け合《あ》いすることも多く、結局、それを守れない。

もともと先の見通しやビジョンを描くのが苦手なので、目標に向かってコツコツ勉強したり、お金を貯めたりといったことができません。お金の使い方もまるで計画性がなく、しば

しば衝動買いや借金を繰り返します。多重債務者が多いのも特徴です。基本的に人がいいので、のせられやすく、誰かに利用されたり、騙《だま》されることも少なくありません。

また書類の管理も苦手で、レポートなどはまず期限までに提出できません。栄養のバランスを考えられないので偏食になったり、暴飲・暴食でからだを壊したりもします。この他、炊事、洗濯、掃除、身辺の清潔さの保持、子育て、親の世話・介護、近所付き合い、買い物などなど、苦手なものを数え上げたらきりがありません。

これだけライフ・スキルに問題があると、どうしたって周囲の視線は厳しいものになります。しかも社会や組織のルールより自分のルールを優先してしまうため「わがままなヤツ」と疎《うと》まれやすい。その結果、彼らは孤立感を深め、

「自分は何をやってもダメな人間だ……」

と卑下し、悲観的になりやすいのです。

彼らがうつ状態を併発しやすいのはこのためです。

それでも親と同居し、面倒を見てもらっているうちはまだいいのです。ライフ・スキルの低さは親がカバーしてくれるからです。

しかし、大学に入ったり就職したりして一人暮らしを始めたら、そうはいきません。何で

も自分ひとりでやらないといけないというのは、ライフ・スキルの低い彼らにとって、とてつもない難題で、多くの場合、すぐに生活は大混乱をきたすようになります。

たとえば、大学入学を機に一人暮らしを始めたN君は、片づけや整理整頓ができないので、アパートの部屋はたちまち散らかり放題。一カ月もする頃にはゴミの山に埋もれて暮らしていました。初めてアパートを訪ね、その惨状を目にした母親は、「もともとだらしないところがあったが、まさかこれほどとは思わなかった」と後に私に語っています。

N君は、遅刻の常習者で、レポートの締め切りも守れない典型的なADHDでしたが、子どもの頃から成績がよく、ライフ・スキルの低さも親がカバーしてきたため、周囲も本人もそれと気づかなかったのです。

こうしたケースは非常に多く、親元を離れ、一人暮らしを始めたときというのは、周囲や本人が事態の深刻さに気づき、専門医を訪ねる一つのきっかけになっています。

(12) 事故を起こしやすい傾向——「ジャイアン型」が危ない

大人の発達障害者が、交通事故や産業事故、水難事故などを起こしやすいのは臨床的によく知られた事実です。

彼らがよく事故を起こすのは、

①不注意傾向
②衝動性
③睡眠障害

の三つが大きな理由と考えられています。

集中力に欠けるため、信号や交通標識を見落としたり、些細なことでカッとなって無理な追い越しをしたり、スピードを出しすぎたり、睡眠不足から居眠り運転などをしやすいのです（※睡眠障害については次項で詳述）。

特に多動・衝動性優勢型（ジャイアン型）のＡＤＨＤで、一〇代後半から二〇代前半の男性は、大きな交通事故を起こしやすいことが知られています。彼らは向こう見ずで、あえて危険な行為に走ってスリルを楽しみたいのです。

近年、日本では飲酒運転で死亡ひき逃げ事故を起こすなど悪質な交通事故が増え、さらなる厳罰化を求める声が少なくありませんが、事故の背景に発達障害があるとすれば、いくら厳罰化を進めたところで、事故の抑止効果には自《おの》ずと限界があります。

では、どうすればいいか？

たとえば、米国のマサチューセッツ州などでは、運転免許証の更新時に、何回も事故を起こしている事故傾性の高い人に対して、ＡＤＨＤのチェックリストへの記入が義務づけられており、専門医からＡＤＨＤと診断されると薬物治療が行なわれるようになっています。このプログラムによって、同州などでは、ＡＤＨＤのドライバーの不注意傾向と衝動性が大きく改善され、交通事故が大幅に減少したことが報告されています。

事故を起こしやすい人は薬物療法を考慮すべきですし、国としても交通事故の抑止対策として、こうしたプログラムの導入を検討すべきでしょう。

薬物療法については第5章で詳しく説明します。

(13) 睡眠障害と昼間の居眠り――寝ていても起こる睡眠不足

発達障害者は睡眠覚醒リズムが不規則で乱れやすいことがわかっています。一般に寝つきが悪く、寝起きもよくありません。夜間、無意識のうちにからだが動くので、寝相《ねぞう》も悪い。

このため発達障害者の家族やパートナーからは、

「うちの人（子ども）は起きているときだけでなく、夜寝ていても落ち着きがない」

という話をよく聞きます。

また発達障害の子どもを持つ母親は、しばしば、「妊娠中から動きの多い子で、お腹をよく蹴られた」と言います。彼らには、子どもの頃から夜驚症《やきょうしょう》（突然起きて泣きわめく）、夢中遊行（無意識に歩き回る）、寝言、歯ぎしり、夜尿症が多いのも特徴です。

これでは熟睡できないのも当然で、**発達障害者は一般に睡眠効率が悪く、七〜八時間寝たと思っても、実際には眠りが浅く、四〜五時間しか睡眠が取れていません。**

このためどうしても昼間の居眠りが多くなります。昼間、眠くてしょうがない「昼間過眠症」です。このタイプのＡＤＨＤを米国では「デイ・ドリーマー（昼間から夢を見ている人：Day Dreamer）」と呼んでいます。

彼らは、日によって落ち着きがなかったり、キレやすかったり、学業や仕事に集中できなかったりしますが、これも前日の眠りの深さと密接に関係しています。いつにも増して眠りが浅いと、彼らの症状（不注意、多動性、衝動性）が悪化するのです。

そんな状態で車を運転したり、危険な機械を操作したりすれば、重大な事故につながりかねません。発達障害者に交通事故や産業事故などが多いのは、身体症状の特性に加え、睡眠障害が大きく影響しているのです。

発達障害者の睡眠障害の原因は、まだ十分にわかっていませんが、これまでの数少ない研究によれば、レム睡眠（からだは眠っているのに脳が活動している状態）の異常が脳波と自律神経系の検査で確認されているので、視床下部《ししょうかぶ》の睡眠中枢から脳幹網様体《もうようたい》などに何らかの機能異常が存在するのではないか、と考えられています。

昔から「寝る子は育つ」と言いますが、心身の健全な発達に必要な成長ホルモンやメラトニン、セロトニンなどの重要物質は、夜間のノンレム睡眠（深い眠り）の間に分泌されます。脳に機能異常があって睡眠障害が起こると、これらの物質が十分に分泌されなくなり、心とからだのバランスが崩れてしまうのです。

発達障害がうつ病を併発しやすいのはこのためです。

また発達障害者は、計画性がなく、自分の衝動性をコントロールするのが苦手なので、一度、ゲームやインターネットなどに夢中になると、寝るのも忘れて夜遅くまで没頭する傾向が強く、このことも睡眠覚醒リズムを悪化させる一因になっています。

(14) 習癖——男性に多いチック症、女性に多い抜毛癖《ばつもうへき》

発達障害者、特にADHDやASは、爪かみ、貧乏ゆすり、チック、抜毛など、いろいろ

な習癖を示しやすいことが知られています。

特にチック症や抜毛癖（トリコチロマニア）は治療が必要なほどひどくなることがあります。ここではこの二つの習癖についてお話しします。

まずチック症ですが、これは、顔面、頸部、肩などにピクピクッとした瞬間的な動きが、本人の意思とは関係なく繰り返し起きてしまうことを言います。

一番多いのは瞬《まばた》きで、ほかにも肩をぴくっと動かす、頭を振る、顔をしかめる、口を曲げる、などいろいろとあります。症状が重くなると、腕が動いたり、音声チックといって声を発したりすることもあります。頻繁にため息のような声を出したり、咳払いをしたり、なかには「馬鹿！」などの汚い言葉を絶えず口にすることもあります。

チック症は男性に多く、重度になるほど多発性になり、顔面、頸《くび》から下の方にマーチ（行進）していきます。

比較的軽い一過性のチックは、母親などの過干渉や支配的な養育態度などによって起こる心因性のものですが、重度の慢性チックになると、家庭の養育環境の偏りだけでなく、何らかの脳の機能的・器質的障害が関与していると考えられています。これまでの研究では脳の線条体、尾状核《びじょうかく》などの基底核の異常が指摘されています。

このため、ごく大雑把に言えば、軽いチック症は心理的要因、重いチック症は生物学的要因（脳の機能障害）によるものと言えます。

次に抜毛癖ですが、**これは自分の毛髪、眉毛、まつ毛、脛毛《すねげ》などを無意識に引き抜いてしまうものです。ひどい場合、頭皮の地肌が見えるまで抜いてしまう人もいます。**

この習癖は男性に多いチック症と異なり、女性に多い習癖であり、通常、小学生から中学生に発症しますが、成人になっても続くことがあります。**なかには自分の毛だけでなく、飼っている犬や猫の毛を抜いたり、人形の毛を抜いたりするケースもあります。**

また抜いた自分の毛や人形の毛などを食べる「食毛症」になる人もいて、この場合は毛が腸内に移動してイレウス（腸閉塞）を発症したり、毛が胃液で結石化（毛髪胃石）して胃潰《かい》瘍《よう》を発症することもあります。

実際、抜毛癖のあるADHDの女性が、「お腹が痛い」と言うので、ひょっとしたらと思い、胃のなかを調べてみたら、案の定、毛髪胃石が見つかったことがあります。

抜毛癖の原因としては、親などの過干渉や支配的な養育態度のほか、子どもの頃十分に甘えられなかったことがあげられますが、発達障害も大きな要因となります。

筆者の臨床経験では、一八名の抜毛癖の患者のうち六名（三三・三%）がADHDをともなっていました。ＡＤＨＤがなぜ抜毛癖を示しやすいのか、はっきりしたことはわかっていませんが、彼らはストレスに対する抵抗力が弱いので、おそらく養育環境の歪《ゆが》みをモロに受けてしまうのだと思います。

また抜毛癖は、爪かみと同様、不注意優勢型（のび太型）のＡＤＨＤに多いので、半覚醒・半睡眠の状態にある自分の脳を覚醒させるために自己刺激的に行なっている自己投薬（Self-medication）の一種なのかもしれません。

(15) 依存症や嗜癖《しへき》行動に走りやすい――「自己投薬」したがる脳

酒、タバコ、コーヒー、薬物（大麻、シンナー、覚せい剤、コカインなど）、ギャンブル、買い物、過食、恋愛、セックス……。発達障害者のなかには、さまざまな依存症や嗜癖行動に走るケースが少なくありません。

これらは一般に、

①アルコール依存、**薬物依存**、タバコ依存などの「**物質依存**」
②**過食症**、ギャンブル依存、買い物依存、セックス依存などの「**行為依存**」
③**恋愛依存**、**夫婦間暴力**などの「**人間関係依存**」

の三つのカテゴリーに分けられます。

私の臨床経験では、夫婦のどちらかが発達障害の場合、別居したり、離婚したり、経済的に困窮《こんきゅう》したりするケースが非常に多いのですが、それは発達障害を持つ夫または妻が、こうした依存症や嗜癖行動に走りやすく、それが原因で夫婦仲が悪くなったり、しばしば多額の借金を抱えたりするからです。

なかにはギャンブルにはまり、女性に入れあげた挙句、会社のお金に手を出して横領で捕まってしまったケースもあります。

もとより嗜好品は、過ぎれば、ろくなことにはなりません。

よくアルコール依存症の人は、

「自分の金で好きな酒を飲んで何が悪い！」

と言いますが、ことはひとり本人が心身を壊すだけの問題ではありません。**父親がアルコール依存症の場合、かなり高い確率でDVや児童虐待などが発生し、そうした養育環境の歪みから、子どもが非行に走ったり、不登校になるケースが多いのです。**さらにいえば、アルコール依存症の人は、酒が原因で会社でトラブルを起こしたり、飲酒運転で死亡ひき逃げ事故を起こすなど社会に対しても甚大な迷惑をかけることが少なくありません。

つまり、アルコール依存症の人は、自分の精神や肉体を壊すだけでなく、夫婦関係を壊し、子どもを含めた家庭全体を壊し、会社での立場や人間関係を壊し、ついにはひき逃げなどで捕まり、社会的に厳しい制裁を受けることになるのです。

これを「アルコール依存症の多面性」と言います。アルコール依存症の影響は、大きな波紋となって周囲の人たちを巻き込んでいくことを忘れてはなりません。

アルコール症の専門病棟を抱える国立病院機構久里浜アルコール症センター（旧国立療養所久里浜病院）などの報告では、もともと発達障害だった人がアルコールや薬物の依存症になった場合は、治療が難しく、慢性化しやすいことがわかっています。これはさまざまなカウンセリングなどを施《ほどこ》しても、なかなか本人がその気にならず、再び飲酒や薬物に手を染めやすいからです。

アルコールに関しては、発達障害者の睡眠効率を下げて、うつ病を合併しやすいという点も指摘しなければなりません。

アルコール依存症は、うつ病と密接に関係しているとされ、アルコールを乱用しているとうつ病になりやすく、うつ病になるとアルコールを乱用しやすくなります。これは脳の前頭葉のセロトニン系の欠乏と密接に関係しているとされます。

近年まで秋田県は、うつ病の多さと自殺率の高さで全国一を維持してきましたが、その理由の一つはアルコールの摂取量が非常に多いことと関係があるとされています。

発達障害者が、さまざまな依存症や嗜癖行動に走りやすいのは、一般にこれまで述べてきた傾向である、

①**感情が不安定で不安感が強い**（↓不安をやわらげてくれるものに走り、**依存する**）
②**ストレス耐性が低い**（↓ストレス解消の手段になるものに走り、**依存する**）
③**新奇追求傾向が強い**（↓常に新しい刺激を与えてくれるものに走り、**依存する**）
④**衝動性が強い**（↓**一度依存すると、それを「したい！」という衝動が抑えられない**）

などが大きな理由とされています。

しかし、実はもう一つ、依存症や嗜癖行動を引き起こす重要な原因があります。**それは自己投薬（Self-medication）としての依存であり、嗜癖行動です。**

たとえば、タバコ依存ですが、ある調査によれば、発達障害者は一般の健常者に比べて三倍も依存するリスクが高いことがわかっています。

なぜ彼らは、タバコを吸いたくなるのか？

C・キース・コナーズらの研究によれば、ADHDの人にタバコを吸う代わりにニコチン

を投与したところ、脳内のドーパミンという神経ホルモンを刺激するように働き、彼らの覚醒レベルを上げ、注意集中力を高めることがわかりました。

ニコチンパッチを皮膚《ひふ》に貼っても同様の効果があり、彼らは、

「自分の活気とエネルギーが向上した」

と感想を述べています。

また彼らにニコチンを投与して、コンピューターを用いた認知機能検査を行なったところ、投与後に認知機能が大幅に改善し、活気や気力が高まったと報告しています。

このような効果は健常者では認められません。

精神分析学者であり、薬物依存の専門家であるカンチャンは、ＡＤＨＤの薬物依存の原因について「セルフ・メディケーション（自己投薬）仮説」を提唱しています。

すなわち、ＡＤＨＤの人が覚せい剤などの薬物依存に走りやすいのは、覚醒レベルの下がった自分の脳を自ら刺激して目覚めさせたり、心のなかの嫌な気分や不安感を追い払って、安らぎや安心感を得るためであるというのです。

発達障害者のタバコ依存も、これと同じメカニズムであり、自己投薬の一種なのです。

同じことはコーヒー依存についても言えます。よく知られているように、コーヒーに含ま

れるカフェインには覚醒作用があり、眠気覚ましに飲む人も少なくないと思います。発達障害者のなかには、そのコーヒーを一日一〇杯以上飲む人もいます。

カフェインとＡＤＨＤの関係についてはリディオらの研究があります。ＡＤＨＤの人にカフェインを投与したところ、ニコチンと同じように、コンピューターの認知機能検査の成績が向上し、注意集中力が高まったのです。コーヒーを大量に飲む人は、カフェインの覚醒作用を利用して、やはり自己投薬しているのだと思います。

ただし、コーヒーを毎日大量に飲むと、カフェイン中毒になり、しばらく飲まないと頭痛やイライラ、吐き気など、さまざまな離脱症状（禁断症状）に襲われたり、精神病とよく似た幻覚妄想状態に陥ったりします。飲み過ぎは禁物です。

(16) のめり込みとマニアックな傾向——男性に多い過集中とこだわり傾向

車、電車、昆虫、恐竜、気象、地図、歴史……。自分の興味や関心のあることに強いこだわりを持ち、極端にのめり込んで、マニアックに一つのことをやりつづける——。

これは発達障害者によく見られる過集中とこだわり傾向の典型的なパターンです。特にアスペルガー症候群（ＡＳ）に顕著に見られる傾向で、小学生の頃から「昆虫博士」「恐竜博士」「気象博士」などと呼ばれているのは、その多くがASの子どもです。**圧倒的に男性に多く、九〇%以上を占めます。これは女性に比べて男性の方が、空想やファンタジーの世界に遊ぶ傾向が強いためと考えられています。**

女性は現実的な面が強いですから、

「こんなことやって何が楽しいの？　何の役に立つの？」

とすぐに考えがちですが、男性は、そんな一見、何の役にも立ちそうもないことに嬉々《きき》として夢中になります。「〇〇博士」が男性に多いのはそのためです。

彼らは、自分の全エネルギー、精力、集中力、時間、お金などをそれらにつぎ込んで、他のことには目もくれず、飽きることなく、いつまでもこだわりつづけることができます。

このため彼らの興味や関心の的と仕事が一致すれば、しばしばその分野で素晴らしい業績を残します。まさに「一念岩をも通す」「精神一到何事かならざらん」の典型です。

そのためにもキャリア・ガイダンスはとても重要になります。彼らに向いている仕事は、**基本的には技術職や学者、研究者など専門的な知識が生かせる職業です。**

逆に向いていないのは、

①書類の管理やお金の管理をするような仕事

②対人スキルを必要とする仕事

③失敗したとき大きな危険をともなう仕事

などです。

ちなみに大人の発達障害者向けのあるキャリア・ガイダンスの本に書いてあった、最も彼らに不向きな仕事は「航空管制官」でした。

航空管制官は、空域の航空交通管理を行ない、航空機の異常接近や衝突を防ぐとともに、安全で円滑な航空機の運航を支えるのが主な業務で、絶対に失敗は許されません。

万が一、航空管制を誤れば、空中衝突や離着陸の失敗などで、それこそ何百何千の命がいっぺんに失われる恐れがあるからです。

発達障害者のキャリア・ガイダンスについては、改めて第6章で詳しくお話しします。

【２】アスペルガー症候群（ＡＳ）の特徴

『徒然草《つれづれぐさ》』に記された日本初のアスペルガー症候群の事例

ＡＤＨＤとアスペルガー症候群（ＡＳ）には共通する症状が多く、前記のＡＤＨＤの症状の（1）～（16）は、ほとんどそのままＡＳにも当てはまります。しかしＡＳには、ＡＤＨＤにはみられない特有の症状もあります。ここではそれらの症状をまとめて紹介します。なお、ＡＳと高機能自閉症（ＨＦＰＤＤ）は区別すべきとする研究者と区別する意味がないとする研究者がいますが、本書ではＡＳとＨＦＰＤＤを基本的に同類のカテゴリーとして扱うこととします。

アスペルガー症候群（ＡＳ）に特有な症状を以下に見ていきたいと思いますが、その前に、ここで一つ、実に興味深いＡＳの事例を紹介したいと思います。

「この僧都《そうず》は容貌もすぐれ、力も強く、大食で、書を書くことも上手であり、学問・弁説も人に秀れて、一宗の傑物だから、仁和寺《にんなじ》のなかでも重く思われていたが、世間を何とも思っていない変わり者で、何でも勝手気ままで、一向に人に従うことをしない。法事に出かけて饗応の膳につく時でも、その座の人々の前に、膳をずっと並べわたすのも待たないで、給仕が自分の前に据えると、すぐに一人だけ食べて、帰りたくなると一人でふいと立ち上がって帰ったそうだ。自分の食べたい時には夜中でも夜明けでも食べて、眠くなると昼でも部屋に鍵をかけて閉じこもるといったわけで、どんなに大切なことがあっても、人の言うことなど聞き入れない。目が覚めたとなると、幾夜も寝ないでいい気持ちになって悠々と歩いたりするなど、世間並みでないところがあるけれども、人に嫌われることもなく、すべて何事にも勝手気ままを許されていた。徳が達していたためであろうか」

これは室町時代の随筆『徒然草』（吉田兼好／今泉忠義氏訳注／角川ソフィア文庫）の第六〇段に書かれた真乗院《しんじょういん》の盛親《じょうしん》という高僧の話で、おそらく日本で初めて報告されたASの事例ではないかと思います。盛親の振舞いはASそのものです。それでも才能を生かした職に就き、ちゃんと社会に認められ、受け入れられていたわけです。

この段を読むたび、その事実に改めて思い至り、無性にほっとするのです。

なお、ＡＳの自己診断チェックリストを本章末尾に紹介しました。参考にしてください。

(1) 対人関係（社会性）の未熟――そもそも友だちを作る意欲がない

ＡＳの人は、深い人間関係を築けないのが最も大きな特徴です。ＡＤＨＤも対人関係は不器用ですが、人と親しくなりたい、人に近づきたいという欲求は持っています。人付き合いがしたくないわけではなく、したくてもうまくできないのが、ＡＤＨＤです。

これに対してＡＳは、人と親しくなりたいという欲求が希薄です。孤立しても平気で、子どもの頃から一人遊びが多く、誰かそばにいても一人で遊ぶのを好みます。

人と会話していても、視線をあまり合わせず、手振り、身振りの表現が乏しい。また、人の表情や態度、身振りなどから相手の気持ちを汲み取ったり、その場の雰囲気や空気を読んだりできないので、悪気はないのですが、まわりが困惑したり、傷つくようなことを平気で言ってしまいます。

競技やゲームをするときも、仲間と協力して楽しくプレーすることに考えが及ばず、常に一番になることや勝つことだけにこだわります。これは「自閉症の一番病」と呼ばれるもので、ＡＳやＨＦＰＤＤにみられる典型的な症状です。

また決まりごとやルールを柔軟に考えることができず、融通がききません。変に正義感が強く、完全主義で過度に相手の行為を咎《とが》め、またそれを第三者に言ったりもします。

このためなかなか友だちができない場合が多いのですが、本人は一向に気にしません。どう思われようがまったく無頓着なのです。

(2) 言語コミュニケーションの欠如——会話のキャッチボールができない

知能の高いASの場合、幼児期の言葉の遅れはありませんが、彼らの言語コミュニケーションは一種独特なものがあります。

会話は一方的で自分の言いたいことだけ話して、相手の話には興味や関心を示しません。言葉のキャッチボールが成立しないのです。人との会話がうまくできないのはASの大きな特徴です。

会話の仕方は形式的であり、同じ言葉の繰り返しや独特の言い回しをします。話し方に抑《よく》揚《よう》がなく、会話の間も取れません。しばしば話は、回りくどく、細かいところにこだわる傾向が顕著です。しかもあちこち話が飛びやすいので、聞く方は疲れます。

難しい言葉を使ったり、大人びたしゃべり方をする一方、含みのある言葉や裏の意味は理解できません。言葉の意味を字義通りに捉えるので、冗談やユーモアが通じず、たとえ話を本気で受け取ります。

(3) こだわり・興味限局傾向――一つのことに異常なまでの興味を示す

ＡＳの人は、自分に興味のあるごく限られた物事に熱中し、それに関連した情報を集めるのに多大な労力と時間を費やすことを厭《いと》いません。

たとえば、車、電車、ロボット、気象、地図、歴史、宇宙、昆虫、恐竜、漢字、計算、時刻表、カレンダー……等々のカタログ的な知識の収集などはその最たるものです。ＡＳには自分の興味を持った分野については驚異的な記憶力を示す人がいますが、これは「イディオ・サヴァン」（天才白痴・サヴァン症候群）と昔から呼ばれていました。

彼らは自分の興味・関心のあること、特に視覚的な情報を記憶することは得意ですが、頭の中で想像することや予測することは苦手です。

ＡＳの人は、自分なりの特定の習慣や手順、順番に強いこだわりがあって、臨機応変な対応ができず、変更や変化を極度に嫌います。ルールや決まりごとを頑固に守り、融通がききません。突然、予定を変えられると、たちまち不機嫌になったり、パニックになったりします。

ひどく苦手なことがある反面、とびきり得意なこともあります。自分の空想・ファンタジーの世界に一度入ってしまうと、現実検討力が弱く、現実世界への切り替えが難しくなります。パソコン（インターネット）、携帯、ゲーム、ギャンブルなどにいったんはまるとそこから抜け出せなくなるのはそのためです。

ASの人のなかには、不登校からひきこもりやニートになっている人が少なくありませんが、その背景に昼夜逆転でのパソコンやゲーム依存があることは周知の事実です。

（4）感覚・知覚の異常――味覚や嗅覚、触覚と聴覚の過敏

ASの人は、聴覚、触覚、嗅覚、味覚などに異常に敏感だったり、逆に鈍感だったりします。彼らは往々にして食物の好き嫌いが多く、なかには極度の偏食の人もいます。それは味覚、嗅覚のこだわりとともに、それらに過敏に反応するためです。

自傷《じしょう》行為で自分を傷つけることもありますが、これは痛覚が鈍いことが一つの理由になっています。その一方で、人から触られることに異常に敏感だったりもします。

また、ある種の音を極度に嫌がり、騒々しいところでは不機嫌になったり、逆にハイテン

ションになったりする「聴覚過敏現象」を示すこともあります。特に、花火やピストルなどの大きな音や機械音に対して敏感で、パニックになることもあります。

（５）協調運動の不器用さ――スポーツや手先の運動が上手にできない

ＡＳの人は、独特な歩き方や走り方をします。つま先歩きや膝《ひざ》を曲げたまま歩いたりするので、ぎごちなく、操り人形のように見えることがあります。歩行に合わせて腕を振れない子どももいます。

縄跳び、器械体操、球技など、スポーツが不得意です。ボールを正確に投げたり受けたりすることは、特に困難なようです。また、スポーツのルールが理解できず、応用するのも苦手です。多くの場合、折り紙、ハサミ、ひも結びなどの手先の運動も拙劣《せつれつ》です。

字を書くのがゆっくりだったり、絵を描くのに支障が出る場合もあります。

このような協調運動の不器用さは、ＡＤＨＤよりもＡＳに目立つ大きな特徴です。近年のＭＲＩの研究や死後剖検《ぼうけん》の研究で、自閉症やＡＳに特徴的な所見として、小脳の発育・発達の未熟性が解明されましたが、この小脳は人間の協調運動を司る部分です。

【3】大人の女性の発達障害の特徴

女性のＡＤＨＤとＡＳは、男性以上に長年誤解され、見逃されてきました。そもそも成人女性にはＡＤＨＤやＡＳは存在しないとされ、医師が診断することもほとんどなかったのです。女性にも大人の発達障害が少なからず存在することがわかり、世の中の注目を集めるようになったのは一九九〇年代に入ってからです。

（1）見つかりにくい女性の発達障害――目立たない「のび太型」が多い

大人の女性の発達障害がこれまで誤解され、見逃されてきた最大の理由は、男性と違ってＡＤＨＤとＡＳの双方で問題行動が目立つ多動・衝動性優勢型（ジャイアン型）が少なく、発見されにくい不注意優勢型（のび太型）が圧倒的に多いからです。

このため男性のジャイアン型のように他者への攻撃性や反社会的行動を示すことは少ないとされ、派手な問題行動もなく、外見上あまり目立ちません。

ただし、最近の研究では、大人の女性の発達障害でも問題行動がないわけではなく、心のなかの不安や葛藤は、男性と同等もしくはそれ以上であることがわかってきました。
大人の女性の発達障害にはどのような特徴があるのか、以下にまとめておきます。

(2) 大人の女性の発達障害に特有の五つの症状

①家事や雑用が段取りよくできない

彼女たちは、不注意傾向が強く、家事や雑用——つまり、掃除、洗濯、炊事、整理整頓、買い物、電話や来客の応対、育児、親の介護など——を順序立てて、要領よくこなすことができません。

また、金銭、時間、書類などの管理も苦手です。請求書や重要書類を置いたまま忘れてしまったり、家計簿をつけはじめても長続きしなかったり、締め切りや待ち合わせ時間に遅れたり、大事な約束をすっぽかしたりします。

それならと、決められた場所に物を置いたり、計画表を作って日課を決めるようにするのですが、結局は三日坊主で終わってしまいます。

なぜ家事や雑事ができないのかと言えば、彼女たちは一つのことが終わらないうちに別のことに手をつけて、それが終わらないうちにまた別のことに手をつけるといった繰り返しで、何一つ片づかないまま次々に新しい用事ができて（というより勝手に自分で作って）、頭のなかがパニックになってしまうのです。

②自己評価や自尊心が著しく低い

多くの研究者が指摘するのは、彼女たちは自己評価と自尊心が著しく低いということです。「自分は無責任でだらしがなく、日常の家事や雑用もできないダメな女だ」その思いが強く、ひどい劣等感と無気力感を抱いています。

このため男性と親しくなっても、「こんな私は、結婚しても家事も育児もできない」と深い関係になるのを躊躇《ちゅうちょ》したり、結婚に踏み切れなかったり、たとえ結婚しても、「夫に捨てられはしないか、夫に先立たれたらどうしよう」といつも不安を感じています。

彼女たちは、低い自己評価や自尊心のため、消極的、内向的で、どうしても人付き合いを避ける傾向が強くなります。

このように自分の殻に閉じこもって、目立たず、ひっそりと生きる女性を指して、ミッシェルは「クローゼットに隠れて生きる」と表現しています。

まさに彼女たちは、そうやってひっそりと生きているのです。

③うつ病や不安障害、過食、買い物依存などを合併しやすい

自己評価と自尊心の低い彼女たちは、「自分は何をやってもダメな女だ」との思いから自責の念にかられることが多く、しばしば気分が落ち込んでうつ状態に陥ります。

また、強迫性障害、社会恐怖（対人恐怖）、パニック障害などの不安障害を引き起こすことも少なくありません。過食、アルコール、買い物、セックスなどの依存症や嗜癖行動に走ることもあります。

児童精神科医のジョゼフ・ビーダーマンらは、大人のＡＤＨＤの男性と女性それぞれ一二八名を対象として、精神症状や認知機能を比較したところ、女性は男性に比べて、うつ病や不安障害にかかっている割合が高く、また学生時代の成績は低く、認知能力が低かったと報告しています。

またファラオンらは、大人のＡＤＨＤの女性六九名の血縁者を調べたところ、ＡＤＨＤだけでなく、うつ病、不安障害、反社会的行動の発症率が高かったと報告しています。

この事実は、女性のＡＤＨＤとうつ病、不安障害、反社会的行動が遺伝的に関連していることを示唆《しさ》しています。

④しばしば性的な問題を抱えやすい

大人の女性の発達障害に特有な問題の一つに性的な問題があります。

彼女たちは、しばしば性欲が低下して不感症になったり、逆に性欲が異常に亢進して異性関係が乱れ、セックス依存症に走ることがあります。

大人のＡＤＨＤの診断基準で知られるジョン・Ｊ・レイティらは、大人のＡＤＨＤの一部は、性的刺激に非常に敏感で、性的欲望が強く、性生活にトラブルが生じることがあると述べています。

⑤月経前不機嫌性障害（ＰＭＤＤ）が重くなりやすい

生理が始まる前になると決まってイライラしたり気分が落ち込んだりする——。多くの女性が経験するこの現象は「月経前不機嫌性障害（ＰＭＤＤ：Premenstrual Dysphoric Disorder）」と呼ばれます。ＡＤＨＤやＡＳなどの女性の発達障害者では、このＰＭＤＤが重度になったり、うつ状態を合併しやすいことが知られています。

ＰＭＤＤの精神症状としては、わけもなく悲しくなって涙もろくなったり、イライラして怒りっぽくなり、つまらないことで人と言い争ったりします。また集中力がなくなり、仕事にも遊びにも身が入らなくなり、高じると無気力で、閉じこもりがちになります。

食欲や睡眠の変化をともなうのも大きな特徴で、食べ物の嗜好が変化して無性に甘いものが食べたくなったり、眠りすぎたり、逆に不眠になることもあります。

身体症状でよくみられるのは、頭痛や頭重感、乳房の痛みや張りで、ほかに関節や筋肉に痛みを感じたり、顔や手足にむくみが出たりする人もいます。

最近では、ＰＭＤＤが女性の犯罪と密接な関係があることがわかってきました。ある疫学研究によれば、フランスでは女性の暴力犯罪の八四％、万引きの六三％が生理前や生理中に起きていました。米国や日本の研究でも同様のことが確認されています。

英国やカナダではＰＭＤＤと診断されると、限定責任能力（責任能力が著しく減退している状態）とされ、減刑の対象になります。

いずれにしろＰＭＤＤは、ＡＤＨＤやＡＳの場合、重症化しやすいですから、女性の発達障害者にとっては深刻な問題です。

大人のＡＤＨＤの女性が背負うハンディ

大人のＡＤＨＤの女性の典型的な姿を描いて全米でベストセラーになった『片づけられな

い女たち』（サリ・ソルデン著、ニキ・リンコ訳、WAVE出版）にこんな記述があります。

「最初は二階を片づけ始めたんですけど、ふと、タオルがないのに気づいて、階下に取りに行ったら、何しに来たんだか忘れていたんです。だけど、玄関の靴が脱ぎっ放しだったので、クロゼットにしまおうと持って上がったら、ベッドの上に雑誌の旅行ページが開きっぱなしになってたんです。旅行の計画を立てていたせいなんですけど……。そういえば申し込みの期限がぎりぎりだったのを思い出して、あわてて旅行会社の電話番号を探しにかかったんです。でも紙はそこいらじゅうに山ほどあるし、どれにもこれにも何か数字が書いてあるし、しかも汚い字で読めないし……。探していたら、未払いの請求書が出てきて、でも小切手を送るには切手を買いに行かなきゃいけないいし、車はガス欠だし、鍵も見つからない……」

「私は小さい頃から『片づけられない女の子』でした。部屋が片づけられない、宿題も、机の中も片づけられない、忘れ物、落し物、授業中のよそ見と私語はクラスで一番、いや学年で一番でした」

片づけられず、忘れ物が多いという症状に男女差はありません。

しかし、それが欠点として問題になるのは、はるかに女性の方が多い。家庭でも職場でも、こまごまとした家事や雑用は女性に任されることが多く、その分、困難な場面に直面し、ハンディを背負わされる機会も増えるからです。

この点についてサリ・ソルデンは、世の中には「女性は細やかな気配りができなければならない」という「女らしさの基準」があって、それが大人のADHDの女性をいっそう苦しめていると指摘しています。

男性の家事参加が多い米国でもそうなのですから、いまだに「メシ、風呂、寝る」の男性が多い日本では女性の負担がいかに重いかは言うまでもありません。

それでも普通は、何とか頑張ってやるのですが、ADHDの人はそうしたことを段取りよくテキパキとこなすことができず、「あれもやらなきゃ、これもやらなきゃ」と考えているうちに混乱し、結局、何もかもがしっちゃかめっちゃかになってしまうのです。

女性の発達障害者は、成人するとしばしばうつ病を合併しますが、これも女らしさの基準としての家事、雑事への不適応が大きな原因になっています。

大人の発達障害の自己診断チェックリスト

本章の最後に大人の発達障害の自己診断チェックリストを紹介しておきます。表2～表4はADHD、表5はASのチェックリストです。

まずADHDのチェックリストですが、前にも述べたように表2は米国精神医学会が作成した小児期のADHDを対象としたもので、大人のADHDを対象としたものではありません。しかしADHDの基本症状は、あくまで「不注意」「多動性」「衝動性」の三つです。多動性は、学童期（小学校）後半になるとかなり改善されますが、不注意と衝動性は思春期・青年期以降、大人になっても残ります。

大人のADHDの診断基準としては、表3のウェンダー・ユタの診断基準と、表4のエドワード・ハロウェルとジョン・J・レイティによる診断基準が有名です。

これらの診断基準をみると、項目数が多く、極めて多岐にわたっていることがわかります。これはおそらく大人のADHDの疾患概念がまだ十分に確立されておらず、漠然としたものであるためと思われます。

大人のADHDは、小児期にADHDの既往歴が存在することが絶対条件です。思春期以降になってADHDが突如として発症することはありません。このため診断に当たっては、小児期にADHDの既往歴があったかどうかを家族に確認する作業が必須です。

ここにあげた診断基準を用いて個人で自己診断することはある程度可能ですが、確定診断のためにはやはり専門家を受診することをお勧めします。

次に大人のASの診断基準ですが、ここではバロン・コーエンらが作成し、若林明雄《わかばやしあきお》、東條吉邦《とうじょうよしくに》らが邦訳、標準化した「アスペルガー質問表」(自閉症スペクトラム指数AQ：Autism-Spectrum Quotient［表5］)を紹介します。

この質問内容については、若林、東條らが社会人と大学生一二四四名と、高機能自閉症・アスペルガー症候群の人五七名を対象とした比較検討によってその信頼性、妥当性が確認されています。

ADHD同様、これらの質問表を使えば、ある程度の自己診断は可能です。東條らの研究によれば、この質問表の採点結果が三三点以上の場合はAS・高機能自閉症の可能性が高いとされています。

ただし、ADHDやASなどの発達障害には個人差があります。ここで示された質問内容がすべての人に当てはまるわけではないし、すべての人の問題をカバーしているわけでもありません。最終的な判断は専門家に委《ゆだ》ねるようにしてください。

ⓒしばしば、不適切な状況で、余計に走り回ったり高いところへ上がったりする（青年または成人では落ち着かない感じの自覚のみに限られるかもしれない）。

ⓓしばしば静かに遊んだり余暇活動につくことができない。

ⓔしばしば“じっとしていない”または、まるで“エンジンで動かされるように”行動する。

ⓕしばしばしゃべりすぎる。

衝動性

ⓖしばしば質問が終わる前に出し抜けに答え始めてしまう。

ⓗしばしば順番を待つことが困難である。

ⓘしばしば他人を妨害し、邪魔する（例えば会話やゲームに干渉する）。

B 多動性一衝動性または不注意の症状のいくつかが7歳以前に存在し、障害を引き起こしている

C これらの症状による障害が2つ以上の状況（例：学校〔または職場〕と家庭）において存在する

D 社会的、学業的または職業的機能において、臨床的に著しい障害が存在するという明確な証拠が存在しなければならない

E その症状は広汎性発達障害、統合失調症、または、その他の精神病性障害の経過中のみ起こるものではなく、他の精神疾患（例えば気分障害、不安障害、解離性障害、または人格障害）ではうまく説明されない

"Quick reference to the Diagnostic Criteria from DSM-IV-TR" first published 2000 by the American Psychiatric Association, Washington, DC 翻訳版『DSM-Ⅳ-TR 精神疾患の分類と診断の手引』2002年4月 医学書院刊 P59-62より作成

※DSMとは……アメリカ精神医学会の定めた、精神疾患の分類と診断に関する基準

表2　DSM-Ⅳにおける注意欠陥・多動性障害（ADHD）の診断基準

Ⓐ①か②のどちらか：

①以下の不注意の症状のうち6つ（またはそれ以上）がすくなくとも6カ月以上続いたことがあり、その程度は不適応的で、発達の水準に対応しないもの：

不注意

ⓐ学業、仕事、またはその他の活動において、しばしば綿密に注意することができない、または不注意な過《あやま》ちをおかす。

ⓑ課題または遊びの活動で、注意を持続することがしばしば困難である。

ⓒ直接話しかけられた時にしばしば聞いていないように見える。

ⓓしばしば指示に従えず、学業、用事、または職場での義務をやり遂げることができない（反抗的な行動、または指示を理解できないためではなく）。

ⓔ課題や活動を順序立てることがしばしば困難である。

ⓕ（学業や宿題のような）精神的努力の持続を要する課題に従事することをしばしば避ける、嫌う、またはいやいや行なう。

ⓖ（例えばおもちゃ、学校の宿題、鉛筆、本、道具など）課題や活動に必要なものをしばしばなくす。

ⓗしばしば外からの刺激によって容易に注意をそらされる。

ⓘしばしば毎日の活動を忘れてしまう。

②以下の多動性一衝動性の症状のうち6つ（またはそれ以上）が少なくとも6カ月以上持続したことがあり、その程度は不適応的で、発達水準に相応しない：

多動性

ⓐしばしば手足をそわそわと動かし、またはいすの上でもじもじする。

ⓑしばしば教室や、その他、座っていることを要求される状況で席を離れる。

③感情の易変性（変わりやすいこと）。

④キレやすい、激しやすく、すぐに治まるかんしゃく、一時的に我を失う、すぐにかっとなるか常にイライラしている。気が短い。

⑤まとめられない、課題を達成できない。

⑥ストレス耐性の低さ。

⑦衝動性。

Ⓑ次の症状が存在しない：

①双極性障害、うつ病性障害。

②統合失調症、分裂感情障害、分裂病型人格障害、分裂病性スペクトル障害に見られるはっきりしない（曖昧な、とりとめのない）思考や言語。

③境界性人格障害：

ⓐ過度の理想化とこき下ろしの両極端を揺れ動くことを特徴とする不安定で激しい対人関係を築く傾向。

ⓑ反復的な自殺の予告、そぶり、未遂、ないしは自傷行為。

ⓒ著しい同一性障害。

ⓓ慢性的な虚無感を訴える。

ⓔ現実に、または想像の中で見捨てられることを避けようとする気違いじみた努力。一人でいることに耐えられない。

④反社会性人格障害、1年以内のアルコール・薬物乱用、中枢刺激薬の乱用歴

From "Attention-Deficit-Hyperactivity Disorders in Adults" (pp.241-243) by P.H.Wender, 1995, New York:Oxford University Press and from "ADHD in Adulthood: A Guide to Current Theory, Diagnosis, and Treatment" (pp.15-17), by M. Weiss, L.T.Hechtman, & G.Weiss,1999, Baltimore:Johns Hopkins University Press.

表3　ウェンダーのユタ成人ADHD診断基準

Ⅰ.小児期の症状

Ａ、Ｂいずれかの定義に該当する小児期ADHDの症状が過去に見られた。

Ａ狭義の基準―DSM-Ⅲ-Rの小児期ADHDの診断基準に適合

Ｂ広義の基準―①と②の症状がともに見られ、③～⑤の症状のうち一つ以上が当てはまる

①多動、他の児童より活動的で、じっと座っていることができず、もじもじ体を動かし、そわそわする、常に何かをしている、ひどくおしゃべり。

②注意欠陥（“注意持続の短さ”という用語が用いられる場合もあり）、散漫性、夢想、学校で与えられた課題や宿題をやり遂げられない、怠け者と呼ばれる、物忘れが多いと言われたことがある。もっとちゃんとできるはずだと言われる、ディスレクシア（難読症）等の一次的な学習障害、知能障害などに起因しない成績の不振。

③学校での問題行動、授業中のおしゃべり、クラスの他の児童より注意を受けやすい。授業を妨害したと呼び出され、放課後に居残りをさせられたことがある。教師や校長に注意を受けたことがある。

④衝動性、順番を待てない、考えずに行動する。わめく、トラブルを起こす。向こう見ずな行動。

⑤ひどく興奮しやすい。あるいは、かんしゃくを爆発させる、よく喧嘩をする。

Ⅱ.成人期の症状

Ａ成人期に①（多動）と②（注意欠陥）が同時に見られ、加えて③～⑦の症状のうち二つ以上が当てはまる

①持続的な多動。

②注意欠陥、集中力障害、散漫性。

⑭心もとない不安定感。

⑮気分が揺れやすく、変わりやすい。特に他人と別れた時や仕事から離れた時に気分が不安定になる（ただし躁うつ病やうつ病ほどはっきりした気分変動ではない）。

⑯心が落ち着かない感じ（子どもに見られるような激しい多動ではなく、むしろ精神的なエネルギーの高揚に近い形で現われる。うろうろ歩きまわる、指で物をとんとん叩く、座っているときに体の位置を変える、仕事場や自分の机をよく離れる、じっとしているといらいらしてくるなど）。

⑰嗜癖の傾向（対象はアルコール、コカインなどの物質である場合と、ギャンブル、ショッピング、食事、仕事などの活動である場合がある）。

⑱慢性的な自尊心の低さ。

⑲不正確な自己認識。

⑳ADHD、躁うつ病、うつ病、物質乱用、その他の衝動制御の障害、または気分障害の家族歴。

B 子どもの時にADHDであった（正式な診断以外にも、過去を振り返った時にそのような徴候や症状が思い当たる場合も含む）

C 他の医学的あるいは精神医学的状態では説明がつかない

注：各項目は、そのような行動が同じ精神年齢の大部分の大人と比べて、より頻繁に観察される場合にのみ当てはまるとみなす。

表4　ハロウェルとレイティの成人のADHD診断基準

Ⓐ以下のような慢性的な困難が15項目以上認められる

①実力を発揮できていない、目標を達成できないという感覚（実際の成果にもかかわらず）。

②秩序だった行動をとれない。

③物事を先延ばしにする。あるいは、いつも取りかかりが遅れる。

④多くの計画を同時に進めるが、大部分は最後までやり遂げられない。

⑤頭に浮かんできたことを話のタイミングや状況を考えずに口に出してしまう。

⑥頻繁に強い刺激を求める。

⑦退屈な状態に我慢できない。

⑧すぐに気が散る、注意の集中が難しい、読書や会話の最中にほかのことを考え、上の空になる（時には異常なほど集中することがある）。

⑨しばしば創造性や直感、高い知性を示す。

⑩決められたやり方、“適切な”手順を守ることが困難。

⑪気が短く、ストレスや欲求不満に耐えられない。

⑫衝動的。言葉と行動の両面で衝動性が見られる（金銭の使い方、計画の変更、新しい企画や職業を選択する際の衝動性）。

⑬不必要な心配を際限なくする。心配の種を自分からあれこれ探す傾向。実際の危機に対しては注意を払わなかったり軽視したりする。

		①	②	③	④
26	会話をどのように進めたらいいのか、わからなくなってしまうことがよくある				
27	誰かと話をしているときに、相手の話の“言外の意味”を理解することは容易である				
28	細部よりも全体像に注意が向くことが多い				
29	電話番号をおぼえるのは苦手だ				
30	状況（部屋の様子やものなど）や人間の外見（服装や髪型）などが、いつもとちょっと違っているくらいでは、すぐには気がつかないことが多い				
31	自分の話を聞いている相手が退屈しているときは、どのように話をすればいいかわかっている				
32	同時に2つ以上のことをするのは、かんたんである				
33	電話で話をしているとき、自分が話をするタイミングがわからないことがある				
34	自分から進んで何かをすることは楽しい				
35	冗談がわからないことがよくある				
36	相手の顔を見れば、その人が考えていることや感じていることがわかる				
37	じゃまが入って何かを中断されても、すぐにそれまでやっていたことに戻ることができる				
38	人と雑談のような社交的な会話をすることが得意だ				
39	同じことを何度も繰り返していると、周囲の人からよく言われる				
40	子どものころ、友達といっしょに、よく“○○ごっこ”（ごっこ遊び）をして遊んでいた				
41	特定の種類のものについての（車について、鳥について、植物についてのような）情報を集めることが好きだ				
42	あること（もの）を、他の人がどのように感じるかを想像するのは苦手だ				
43	自分がすることはどんなことでも慎重に計画するのが好きだ				
44	社交的な場面（機会）は楽しい				
45	他の人の考え（意図）を理解することは苦手だ				
46	新しい場面（状況）に不安を感じる				
47	初対面の人と会うことは楽しい				
48	社交的である				
49	人の誕生日をおぼえるのは苦手だ				
50	子どもと“○○ごっこ”をして遊ぶのがとても得意だ				

採点方法：項目に網かけしてあるもの（▭）は、①か②に○をつけた場合に1点、残りの項目は③か④をつけた場合に1点として集計する。（診断基準は本文115ページ参照）

表5　アスペルガー質問表（自閉症スペクトラム指数）

あてはまる項目に○をつける
①：そうである　②：どちらかといえばそうである
③：どちらかといえばそうではない（ちがう）④：そうではない（ちがう）

		①	②	③	④
1	何かをするときには、一人でするよりも他の人といっしょにする方が好きだ				
2	同じやりかたを何度もくりかえし用いることが好きだ				
3	何かを想像するとき、映像（イメージ）を簡単に思い浮かべることができる				
4	ほかのことがぜんぜん気にならなくなる（目に入らなくなる）くらい、何かに没頭してしまうことがよくある				
5	他の人が気がつかないような小さい物音に気がつくことがよくある				
6	車のナンバーや時刻表の数字などの一連の数字や、特に意味のない情報に注目する（こだわる）ことがよくある				
7	自分ではていねいに話したつもりでも、話し方が失礼だと周囲の人から言われることがよくある				
8	小説などの物語を読んでいるとき、登場人物がどのような人か（外見など）について簡単にイメージすることができる				
9	日付についてのこだわりがある				
10	パーティーや会合などで、いろいろな人の会話についていくことが簡単にできる				
11	自分がおかれている社会的な状況（自分の立場）がすぐにわかる				
12	ほかの人は気がつかないような細かいことに、すぐに気づくことが多い				
13	パーティーなどよりも、図書館に行く方が好きだ				
14	作り話には、すぐに気がつく（すぐわかる）				
15	モノよりも人間の方に魅力を感じる				
16	それをすることができないとひどく混乱して（パニックになって）しまうほど、何かに強い興味を持つことがある				
17	他の人と、雑談などのような社交的な会話を楽しむことができる				
18	自分が話をしているときには、なかなか他の人に横から口をはさませない				
19	数字に対するこだわりがある				
20	小説などを読んだり、テレビでドラマなどを観ているとき、登場人物の意図をよく理解できないことがある				
21	小説のようなフィクションを読むのは、あまり好きではない				
22	新しい友人を作ることは、むずかしい				
23	いつでも、ものごとの中に何らかのパターン（型や決まりなど）のようなものに気づく				
24	博物館に行くよりも、劇場に行く方が好きだ				
25	自分の日課が妨害されても、混乱することはない				

第3章　発達障害は隠れている

——併発するさまざまな合併症

「うつ」も「アルコール依存」も発達障害が原因かもしれない

発達障害は、思春期・青年期以降にさまざまな合併症を引き起こしやすいことが知られています。

たとえば、筆者の調査では、近年、外来を受診した八〇名の大人のADHDのうち、合併症のない人はわずか一一名（一三・八％）で、残りの六九名（八六・二％）は何らかの合併症を示していました（※この調査はあくまでも総合病院の精神科や心療内科クリニックを受診した発達障害者であり、一般人口の中の発達障害者を対象としたものではないので、合併症の比率がかなり高くなった可能性はある）。

合併症のない人は、ADHDの典型的な症例である「片づけ・整理整頓ができない」「日常生活で管理ができない」「感情のコントロールができず、カッとなりやすい」などの理由で外来を受診しており、診断後の治療やカウンセリングに対して良好に反応し、経過も順調でした。

一方、合併症を示した六九名は、いずれも深刻な症状を示し、家庭や職場、社会での適応レベルが低く、治療やカウンセリングに対する反応もよくありませんでした。

うつ病を併発している人が最も多く、不安障害、パーソナリティ障害、依存症・嗜癖《しへき》行動など複数の合併症を示す人もいました。合併症の数が多いほど治療は難しく、なかには長期間の通院、治療を必要とする人もいました。

大人になっても自立や社会適応が難しい発達障害者は、その多くが何らかの合併症を引き起こしています。発達障害者が、成人後、一人立ちできるかどうかは、思春期・青年期までに合併症を起こさず、無事に乗り越えられるかどうかにかかっているのです。

発達障害はなぜ合併症を示しやすいのか？

では、そもそもなぜ発達障害は合併症を示しやすいのでしょうか？

ＡＤＨＤでもＡＳでも共通して言えるのは、

①心理社会的要因
②生物学的要因
③遺伝的要因

の三つのファクターです。

まず心理社会的要因ですが、これは具体的には、家庭の養育環境、学校環境での安心感や信頼関係の欠如、ストレス、心理的トラウマ体験などを指します。

近年の専門医の考え方では、発達障害の合併症は、脳の脆弱《ぜいじゃく》性とストレスの強さの相互作用によって生じるとし、これを「ストレス・脆弱性モデル」と呼んでいます（図4）。これは、もともと脳に弱さを持つ人は少しのストレスでも反応を起こし、脳が健常であればストレスに強いという考え方です。

世の中には、ひどいいじめにあおうが、父親が暴力を振るうような歪んだ家庭環境に育とうが、それを乗り越え、心に傷も残さず、たくましく社会に適応できる人もいます。こういう人は、脳が健常でストレスに強いのです。

しかし、世の中、そんな人ばかりではありません。

予防的な観点から考えれば、発達障害者は、一般の健常者以上にストレスやプレッシャーの少ない環境（家庭、学校、職場）で、より温かく、より保護的にサポートされるべきです。にもかかわらず、現実はまったく逆で、発達障害者特有の言動が、怠け者や変わり者、自分勝手なわがまま人間と誤解され、毎日のように親や教師などから、

「またそんなことして！　いったい何回言ったらわかるの！」

などと厳しく叱責《しっせき》、非難されています。いじめの対象になることも少なくありません。これでは合併症を起こすのも無理はないのです。

図4　ストレス・脆弱性モデル

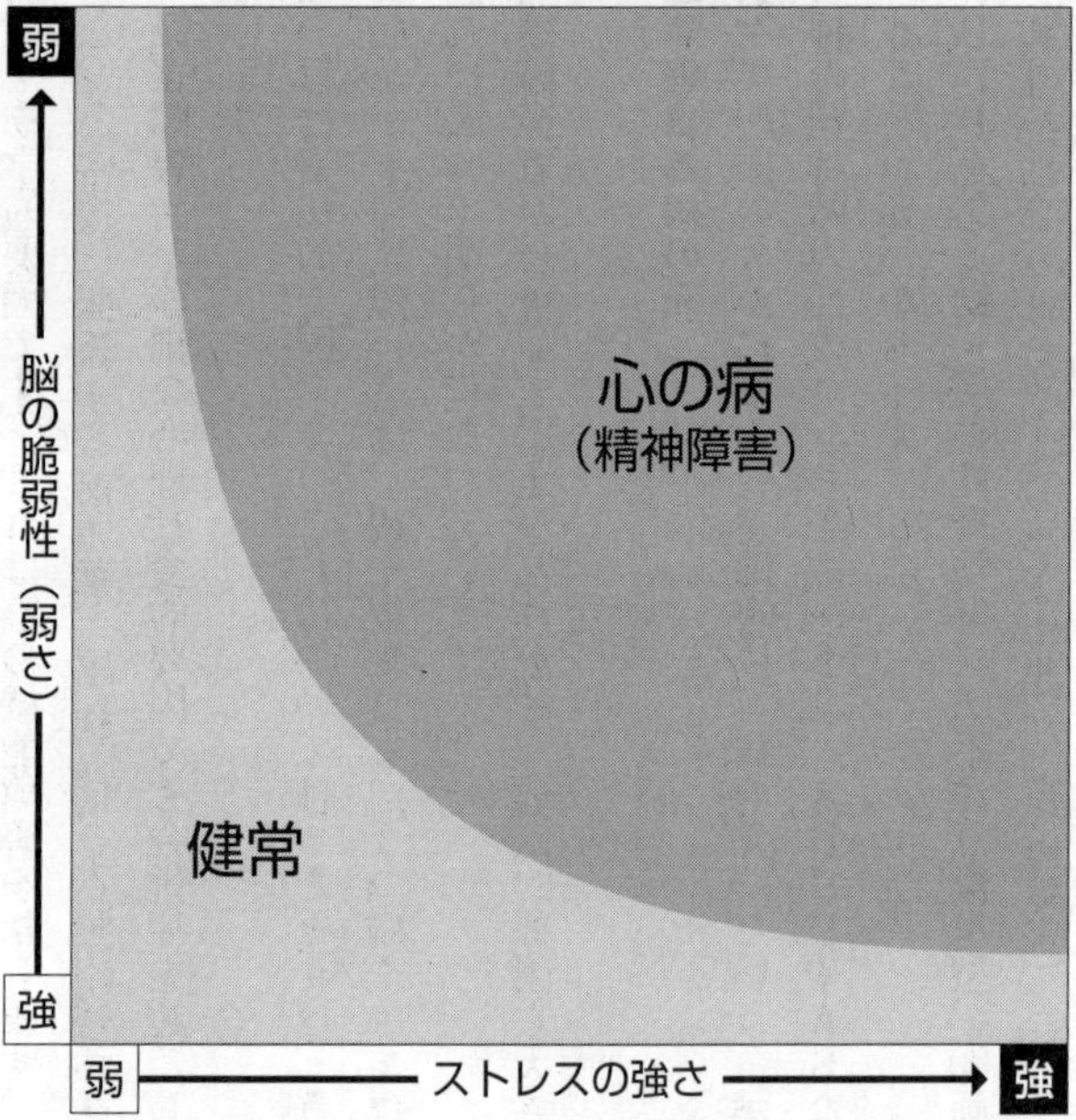

脳が脆弱な人は弱いストレスで心の病になり、脳が脆弱でない人（強い人）は多少ストレスが強くても心の病にならない。

次に生物学的要因です。これは脳の機能障害を指します。近年の研究では、うつ病や不安障害などと密接に関係する前頭葉、尾状核《びじょうかく》、大脳辺縁系などの機能障害が報告されています。発達障害者が些細な心理社会的要因でも合併症を起こしやすいのは、そのためと考えられています。

三つ目は遺伝的要因です。これについては、たとえば、うつ病やアルコール依存症などの合併症を示す発達障害者は、親や親族にも、うつ病やアルコール依存症の人が多いことが疫学調査によって明らかになっています。

発達障害者が合併症を示すかどうかは、遺伝的要因も大きく影響しているのです。

発達障害は万病の元

我々専門医のなかには「発達障害は万病の元」という言葉があります。

各種の精神障害の成り立ちを調べると、ADHDやASなどの発達障害がその一因になっていることが多いからです。

ADHDを①多動・衝動性優勢型、②不注意優勢型、③両者の混合型の三つに分類した場合、米国などでの研究では①と③に非行（行為障害）、反社会性パーソナリティ障害、アルコール依存、薬物依存などの合併症が多く、②にはうつ病、不安障害、学習障害（ＬＤ）などの合併症が多いことがわかっています。

女性は②の不注意優勢型が多いので、やはり合併症としてはうつ病、不安障害が圧倒的に多いのですが、小児期には問題行動が認められず、大人になってからうつ病などを合併してようやくＡＤＨＤに気づくことが少なくありません。

筆者が現在診ている大人の女性のうつ病には、もともとＡＤＨＤ、ＡＳなどの発達障害者が多く、そのほとんどは小児期はもちろん、大人になってもうつ病のみの治療がなされていて、しかもなかなかよくならず、遷延化《せんえん》（長期化）しているケースが多いのです。

そこで私は、「大人の女性で、慢性化していて治りにくいうつ病をみたら、発達障害を疑うべきである」と提言しています。

こんな症状があったら大人のＡＤＨＤを疑え

ここから先は、大人の発達障害で最も多いＡＤＨＤの合併症について見ていきます。

大人のＡＤＨＤの代表的な合併症としては、

①うつ病（気分障害）

②双極性障害（躁うつ病）
③不安障害（神経症）
④依存症・嗜癖行動
⑤行為障害（非行）、反社会的行動（犯罪）
⑥パラフィリア（異常性愛）
⑦パーソナリティ障害（人格障害）
⑧チック症、トゥレット症候群（運動性チックと音声チックの併発症状）
⑨学習障害

などがあります。

ここではなかでも極めて高い頻度で大人のＡＤＨＤに併発する、うつ病、不安障害、パーソナリティ障害、依存症・嗜癖行動についてお話しします。

これらの症状が、なかなかよくならない場合は、うつ病がそうであるように原疾患（もともとある病気）として大人の発達障害が後ろに隠れている可能性があります。一度、専門医に相談してみるといいと思います。

（1）うつ病（気分障害）――治りにくいうつ病は発達障害が背景にある

うつ病にかかると、気分がひどく落ち込んで、睡眠障害や食欲の不振が続き、朝早く目が覚めてしまう。食欲もなく、頭痛や全身のひどいだるさを感じる。何をするのも面倒で、それまで好きだった趣味も楽しめず、仕事にも身が入らない。将来に希望が持てないばかりか、過去の自分の小さな行為に大きな罪悪感を持つなど自責の念が募り、日々、強い苦痛を感じる――などの症状を示し、最悪の場合は自殺の恐れもある精神疾患です。

大人の発達障害がうつ病を合併しやすいのは、国内外で広く報告されています。脳の機能障害や遺伝的な要因もありますが、基本的には挫折体験ばかりで成功体験が少なく、自己評価や自尊心が低いのが大きな理由です。

ここでは筆者の調査結果を紹介しながら、その実態について述べます。

筆者が経験した八〇例（男性二九例、女性五一例）の大人のＡＤＨＤのうち、合併症のないものは一一例（一三・八％）のみで、残り六九例（八六・二％）が合併症を示していました。このうち六八例がうつ病・うつ状態でした。このほか重複した症状を示す例が多いですが、不安障害が三〇例（三七・五％）、依存症・嗜癖行動が三〇例（三七・五％）、パーソナリティ障害が三二例（四〇・〇％）を数えました。

うつ病合併例のうち、さまざまな治療に対して「反応良好（治療によって症状がほぼ消失した状態）」なのは二五例（三六・八％）、「反応やや不良（症状の改善はあるが、まだ残存している状態）」が一七例（二五・〇％）、「反応不良（治療によっても症状が改善されない状態）」が二六例（三八・二％）でした。

（2）不安障害（神経症）——言動とは裏腹に不安を抱えがち

ＡＤＨＤの人は、しばしば無遠慮にずけずけと物を言ったりすることがあるので、一見すると神経が図太いように見えますが、実際はとびきりの心配性で、心のなかにさまざまな不安や葛藤を抱えているため、不安障害を合併することが少なくありません。

たとえば、児童精神科医のジョゼフ・ビーダーマンの調査では大人のＡＤＨＤの五二％が二つ以上の不安障害を合併していたほか、カナダのマクスター大学の調査でも大人のＡＤＨＤの四五％が何らかの不安障害を併発していました。一般の人の不安障害の発生率は四％程度ですから、ＡＤＨＤのそれはかなりの高率です。

大人のＡＤＨＤによくみられる不安障害には、強迫性障害、社会不安障害、パニック障害、心的外傷後ストレス障害、全般性不安障害などがあります。

以下、それぞれの症状について簡単に説明します。

①強迫性障害（強迫神経症）――やめられない不合理な行為

この障害の主な症状は、心の中に繰り返し起こる不安な考えやイメージ（強迫観念）と、それを打ち消すために行なわれるさまざまな行為（強迫行為）です。

代表的な症状としては、たとえば、

・手がばい菌などに汚染されていると感じて、何度も手を洗わずにはいられない
・家を出るとき、ドアに鍵をかけたかどうか不安になり、何度も戻って確認する
・ガスコンロを使った後、元栓を閉めたかどうか不安になり、何度も確認する
・服の着脱や入浴などの手順がいつもと違うと感じ、最初からやり直す
・毎日同じように決まったパターンで行動しないと不安になる
・四や九といった数字など縁起《えんぎ》の悪いことが気になる
・本や家具が整然と（たとえば五十音順や左右対称に）並んでいないと気がすまない

などがあります。

繰り返し生じる不安な考えやイメージが不合理でばかばかしいことは、本人もわかってい

るのですが、それを放置できず、打ち消すために、さまざまな行為をせずにいられないところにこの障害の特徴があります。そのために多くの時間やエネルギーを費やし、ときには日常生活を営むのにも支障が出てしまいます。

たとえば、あるサラリーマンは、高層マンションの上層階に住んでいるのですが、朝、家を出るとき、カギをちゃんとかけたか確認するために、いつも必ず「ガチャ、ガチャ、ガチャ……」とドアノブを二三回まわし、チェックします。それからエレベーターに乗って階下に降りるのですが、しばしば不安になってまたエレベーターで上層階に戻り、また「ガチャ、ガチャ、ガチャ……」とドアノブを二三回まわし、カギの確認をします。このため電車に乗り遅れて、よく遅刻をします。

このように強迫性障害は、症状が高じると、スムーズな作業や行動ができなくなるので、学業や仕事にも影響が出るようになります。なかには仕事を続けられなくなったり、人間関係を遠ざけてひきこもりのような状態になってしまう場合もあります。

②社会不安障害（対人恐怖症）――何でもないことにも不安や緊張を感じる

社会不安障害とは、不安や恐怖を感じる状況になると、心やからだにいろいろな症状が現われる精神疾患です。

具体的には、

・人前で電話をかける
・目上の人やよく知らない人と話をする
・会議などで発言したり、意見を述べたりする
・多くの人の前で話したり、歌ったりする

などの状況に自分が置かれると――あるいは、そうした状況を想像すると――、ひどく緊張したり、強い不安に襲われ、

・手足が震える
・大量の汗をかく
・息が苦しくなる
・動悸《どうき》がする
・顔が赤くなる
・声が出なくなる

などのさまざまな症状が現われる、というものです。

なかには、普通の人であれば何のことはない、

・職場や学校などの人前で仕事をしたり字を書く
・趣味の会やＰＴＡ、ボランティア、ゼミなどのグループ活動に参加する
・喫茶店、レストラン、居酒屋などで飲食をする

といったことでも不安や緊張が募り、手足が震えたり、息が苦しくなったりします。このため、どうしても不安や緊張のもとになることを避けようとします。

たとえば、披露宴などに招かれても、

「食事のとき（あるいは芳名帳に記帳するとき）、手が震えたらどうしよう……」
「挨拶のとき声が震えたり、顔がひきつったりしたらどうしよう……」

などと緊張や不安が募り、出席そのものを回避しようとします。

高じると、他人との接触そのものを避けるようになり、ニートやひきこもりになるなど、かなり不自由な生活を強いられるようになります。

③パニック障害（不安神経症）——ある日突然、死の不安に襲われる

パニック障害とは、ある日突然、めまい、心悸亢進《しんきこうしん》（普通は自覚されない心臓の鼓動を感じ

る不快感）、呼吸困難などの発作が起こり、死の不安に襲われる精神疾患です。

具体的には、

・めまいがする
・心臓がドキドキする
・身体や手足が震える
・呼吸が速くなる
・息苦しくなる
・汗をかく
・胸に痛みや不快感が走る
・吐き気や腹部に嫌な感じを覚える

などの発作に襲われ、「このまま死んでしまうのではないか」という激しい不安、恐怖に襲われる、というものです。

パニック障害は、医師の診断を受けても身体的にはどこも異常なところは発見されません。特別の原因やきっかけがないのに、ある日突然、急に発症するのが特徴です。

一度、発症すると、

「またあの恐ろしい発作が起こるのではないか」
「今度発作が起きたら、気が変になってしまうのではないか」
「今度は死んでしまうのではないか」

などと常に発作の再発への不安（予期不安）を抱くようになります。

その結果、行動はどうしても防衛的になり、たとえば、新幹線、航空機、高速道路、トンネル、エレベーター、倉庫や窓のない部屋など、「何かあっても誰の助けも得られず、すぐには立ち去れない場所」へ行くことに恐怖を感じ、一人で外出ができなくなったり、一人で乗り物に乗れなくなったりします。このような状態を「広場恐怖」と呼びます。

パニック障害ではその多くが広場恐怖を併発します。

④心的外傷後ストレス障害（ＰＴＳＤ）——トラウマが引き起こす諸症状

心的外傷後ストレス障害（ＰＴＳＤ：Post-traumatic Stress Disorder）とは、前にも述べたように、心に加えられた衝撃的な心的外傷体験（トラウマ）が元となり、後になってさまざまな身体的、精神的なストレス障害を引き起こす精神疾患です。

原因となる心的外傷体験には、

・戦争
・災害（台風、地震、火事など）
・飛行機や自動車などの事故
・児童虐待や家庭内暴力（ＤＶ）
・犯罪被害（暴行、強姦、性的虐待など）

などがあります。これらの事故や災害、事件などの直接の被害者ではなく、これらを目撃したことがトラウマとなってＰＴＳＤを発症することもあります。

ＰＴＳＤの示す身体的、精神的症状には次のようなものがあります。

a．フラッシュバック（再体験症状）
トラウマ体験を何度も思い出したり、繰り返し夢に見たり、トラウマ体験を想起させるような状況で強い恐怖や不安の反応を示したりする。

b．回避症状
トラウマ体験を想起させるようなモノやコトを避けたり、トラウマ体験そのものを思い出せなくなったり、つらい感情を持たない代わりにひどく感情が鈍くなったりする。

c．過覚醒症状（精神的な過敏症状）

眠れなくなったり、怒りっぽくなったり、警戒心が極度に強くなったりする。

大人のＡＤＨＤの人は、一般の健常な人よりＰＴＳＤを合併しやすいことが知られています。これは、ＡＤＨＤの人は脳の機能障害によりストレス耐性が低いのに加え、新奇追求の傾向が強く、危険と背中合わせのレジャーを好むなど事故に遭《あ》うリスクが高いので、激しい心的外傷体験に遭遇しやすいからです。

⑤全般性不安障害（不安神経症）——特に理由もないのに不安が続く

全般性不安障害とは、特に病気や悩み事もないのに、漠然とした不安や心配がつきまとい、それが慢性的（診断基準では六カ月以上）に続き、さまざまな身体的、精神的な症状が現われる精神疾患です。

精神的な症状としては、慢性的な不安、緊張、落ち着きのなさ、過敏、イライラ、怒りっぽさ、集中力や記憶力の低下など、身体的な症状としては、筋肉の緊張、首や肩のこり、頭痛、朦朧《もうろう》感、震え、動悸、息苦しさ、めまい、吐き気、悪寒、手足の冷え、頻尿《ひんにょう》、下痢《げり》、疲れやすさ、不眠などがよく見られます。

身体症状が気になり、「どこか悪いのではないか」と考え、病院で診てもらっても、症状の原因になるような病気は見つからず、かえって不安になる人が少なくないようです。

何らかの心配事やストレスが原因で発症するケースが多いようですが、それが根本的な原因というわけではなく、一つのきっかけにすぎません。原因はよくわかっておらず、持って生まれた気質や遺伝、自律神経の障害などを原因とする説があります。

大人のＡＤＨＤにしばしば全般性不安障害が合併するのは、彼らが不注意傾向や衝動性などのために自分の言動をコントロールできず、いつも漠然とした不安を抱えて生きているためと考えられています。

(3) パーソナリティ障害――偏った考え方や行動が生活を壊す

パーソナリティ障害とは、一般の人に比べて著しく偏った考え方や行動パターンのために家庭生活や社会生活、職業生活に支障が出てしまう精神疾患です。

パーソナリティ障害は、大きくＡ群、Ｂ群、Ｃ群の三グループ、一〇タイプに分類されます。

［Ａ群］（風変わりなタイプ）

風変わりで自閉的、非現実的な妄想を持ちやすく、奇異で閉じこもりがちな性質を持つグループで、妄想性パーソナリティ障害、統合失調型パーソナリティ障害、統合失調質パーソナリティ障害の三タイプがあります。

［B群］（ドラマチックなタイプ）

感情の混乱が激しく、演技的で情緒的、自己アピールを特徴とし、ストレスに弱く、周囲を振り回したり、他人を巻き込みやすい性質を持つグループで、境界性パーソナリティ障害、反社会性パーソナリティ障害、自己愛性パーソナリティ障害、演技性パーソナリティ障害の四タイプがあります。

［C群］（不安の強いタイプ）

神経質ではありますが、穏《おだ》やかで、自己主張が控《ひか》えめの他者本位なグループで、回避性パーソナリティ障害、依存性パーソナリティ障害、強迫性パーソナリティ障害の三タイプがあります。

大人のＡＤＨＤと最も密接に関連しているのはＢ群のドラマチックなタイプです。Ｂ群に共通するのは、感情や対人関係が極めて不安定で、怒りや攻撃性を自分自身や他人に向けるという点です。このため本人が苦しむだけでなく、家族やパートナー、周囲の人をも苦しめ、悩ませることになります。

ここでは近年の研究で、Ｂ群のなかでも特に大人のＡＤＨＤと密接に関連していることがわかってきた境界性パーソナリティ障害と反社会性パーソナリティ障害と自己愛性パーソナリティ障害の三つのタイプについて説明しておきます。

境界性は女性のＡＤＨＤに、反社会性と自己愛性は男性のＡＤＨＤに多いのが特徴です。

①境界性パーソナリティ障害――まるで別人のように態度が豹変《ひょうへん》する

最大の特徴は、パーソナリティが非常に不安定な点です。気分の面はもちろん、行動や対人関係の面でも、短い間にガラッと態度が豹変してしまう。まるで別人です。

周囲の人から見捨てられるのを極度に恐れ、嫌われないように異常な努力をします。周囲の人を理想化したり、ときには激しい怒りをぶつけます。自己像が不安定で将来の目標が定まらず、いつも空虚感や無気力感を抱いています。

薬物やアルコール、セックス依存、過食、無謀運転など自分を傷つける衝動的な行動を繰り返します。リストカットなどの自傷行為や自殺行為を繰り返すのはこのタイプです。

ＡＤＨＤと境界性パーソナリティ障害に共通するのは、依存症や嗜癖行動を高い確率で合併しやすいことです。ＡＤＨＤの人は覚醒レベルを高めたり、不安をやわらげるために、また境界性パーソナリティ障害の人は怒りや攻撃性、空虚感を解消するために、薬物などに依存するのです。

双方に共通するのは強い衝動性です。

②反社会性パーソナリティ障害――自分の欲求のためなら人を傷つける

社会の規範意識や他者に対する共感性に乏しく、自分の欲求を満たすためなら、他人に迷惑をかけることも平気で、しばしば他人を騙したり、傷つけたり、些細なことで怒りを爆発させ、そのはけ口として暴力や破壊、窃盗《せっとう》などに走ったりします。

しかし、そのことに良心の呵責《かしゃく》や自責の念を感じることは稀で、常に自分を正当化し、たとえ刑罰を受けても改めず、犯罪行動を繰り返します。

人を愛する能力や優しさは著しく欠如していますが、人の顔色をうかがって、騙したりする能力には優れているとされます。また無頼《ぶらい》な生き方をすることが、自分の生きる道だと信じている人も少なくありません。

このため一見するとクールで魅力的に見えることが多いとされます。

疫学調査では、ＡＤＨＤの子どもが成人して反社会性パーソナリティ障害になる危険性は、一般の人の一〇倍とされ、ＡＤＨＤが見過ごされたまま大人になると、かなりの高率でこの疾患を合併することがわかります。

③自己愛性パーソナリティ障害——常に尊大・傲慢で思いやりに欠ける

自己愛性パーソナリティ障害の人は「自分は特別に優秀な人物である」と思い込み、「限りない成功・名誉・権力・財産などを手に入れる」という空想（ファンタジー）に囚《とら》われ、周囲の人からいつも賞賛され尊敬されることを求め、「自分は特別扱いされるべきだ」という特権意識を持ち、常に尊大で傲慢な態度や行動をとります。

また、基本的に他人の気持ちを理解してあげようという思いやりや共感性に欠け、自分自身の目的を達成するために他人を平気で利用します。他人が自分よりも大きな成功や名誉を手に入れると激しく嫉妬します。

（4）依存症・嗜癖行動——快感の欠乏を薬物などで解消する

第2章で述べたように、大人のＡＤＨＤがさまざまな依存症や嗜癖行動を合併しやすいことは臨床的によく知られています。

筆者の八〇例の大人のＡＤＨＤの人を対象とした調査でも、三〇例（三七・五％）が依存症や嗜癖行動を合併していました。その内訳は、アルコール依存一三例、過食症七例、浪費癖六例、セックス依存三例、抜毛癖三例、ギャンブル依存二例などでした（一人の人に複数の症状がある場合もすべて一例として数えた場合）。

これは一つには、彼らが自己評価や自尊心、ストレス耐性が低く、感情も不安定であるため、心の不安を解消しようと、逃避的、刹那《せつな》的に依存症や嗜癖行動に走りやすいのだと考えられています。サリバンらが指摘するように、発達障害者は判断能力が低く、衝動性が高いために、そうした行為に走りやすい面もあると思います。

またノース・テキサス大学のプラムらは、発達障害者の脳は快感を感じる「報酬系」という脳神経系に問題があり、常に「快感の欠乏状態」に陥っているため、快感を求めて依存症や嗜癖行動に走りやすいのではないか、と指摘しています。

一般に依存症や嗜癖行動は、前にも述べたように次の三つに分類されます。

①アルコール依存、薬物依存、タバコ依存、カフェイン依存などの「物質依存」
②過食症、ギャンブル依存、買い物依存、セックス依存、抜毛癖、自傷行為依存などの「行為依存」
③恋愛依存、夫婦間暴力などの「人間関係依存」

これらの多くについては第2章で触れたので、ここでは行為依存のなかのギャンブル依存（病的賭博《とばく》）とセックス依存についてのみ簡単に触れておきます。

まずギャンブル依存ですが、これはパチンコや競馬などのギャンブルによって得られる精神的高揚に強く囚われ、借金を重ねて仕事や家庭に大きな支障が出ても、なお自らの意志でやめることができず、強迫的にギャンブルを繰り返す精神疾患です。

ギャンブル依存になると、借金をしてでもギャンブルに没頭するため、消費者金融などからの借入で、ほとんどの人が多額の債務を抱えるようになります。

借金苦から詐欺《さぎ》や横領などの犯罪に手を染めるケースもあります。このため離婚などで家庭が崩壊する場合も少なくありません。

次にセックス依存ですが、これはアルコール依存症の人が酒がやめられないのと同じように、性衝動を自分でコントロールできなくなっている状態を言います。有《あ》り体《てい》に言えば、セックスという行為に取り憑《つ》かれている状態。セックスせずにいられない状態です。

大人の発達障害者は、とびきりの心配性で、心のなかにさまざまな不安や葛藤を抱えています。それがつかの間でも「セックスで救われた」という経験をすると、またあの快感に浸りたいと繰り返しセックスを求めるようになります。これを彼ら（彼女ら）に特有の飽きっぽさやスリルを求める新奇追求傾向が後押しします。

しかし、セックス依存にはさまざまなリスクがついてまわります。

不特定多数の異性と性交渉を持てば、当然、性感染症や望まれない妊娠のリスクは高くなりますし、ほかにも浮気や不倫が原因で家庭が崩壊したり、性衝動の果てに強姦などの性犯罪に走って社会的地位を失ったり、性暴力の被害者になることもあります。

また彼ら（彼女ら）は、衝動的で新奇追求の傾向が強いですから、身の安全を考慮せずに危ない闇の世界へ足を踏み入れることがあり、たとえば、非合法な裏風俗などで犯罪に巻き込まれ、ケガをしたり、命を落としたりするケースもあります。

セックス依存は、その淫靡《いんび》な語感とは裏腹に、極めて深刻な事態をともなう恐れのある危ない精神疾患なのです。

第4章　発達障害はなぜ起こるのか？

——その原因とメカニズム

原因は「脳機能障害」と「心理社会的要因」の複合要因

発達障害の詳細な原因や病態は、実はまだよくわかっていません。

しかし、発症のメカニズムとしては、家庭の養育環境や心的外傷体験（トラウマ）などの環境要因や心理的要因で起こるのではなく、明らかに生まれつき、もしくは出産前後に脳機能が損《そこ》なわれることによって発症することが確認されています。

ただし、本来の（一次的）原因はあくまで脳の障害ですが、二次的にはしばしば心理社会的要因によって悪化したり、二次障害や合併症を示すことがあります。

たとえば、ＡＤＨＤ（注意欠陥・多動性障害）やＡＳ（アスペルガー症候群）の子どもが、親のネグレクト（育児放棄）や学校でのいじめなどによって不登校になりやすいことはよく知られています。

そこで本章では、まず本来の原因である脳の機能障害について述べ、その後で心理社会的要因についてお話ししたいと思います。

（1）脳の機能障害はなぜ起こるのか？——遺伝と出産前後の周産期異常

脳に機能障害を引き起こす最も有力な原因の一つは、遺伝的要因です。

発達障害のなかでも有病率（ある時点において罹患《りかん》している人の割合）の高いＡＤＨＤ、自閉症、ＡＳのいずれにおいても遺伝は密接に関係しており、たとえば、発達障害の双生児研究では、遺伝情報の違う二卵性と比べて基本的に同じ遺伝情報を持つ一卵性双生児では、双方が同じ発達障害になる確率が極めて高く、特に自閉症の場合、一致率は八〇～九〇％に達します。

またＡＤＨＤとＨＦＰＤＤ（高機能自閉症）、ＡＳは、遺伝的、生物学的に重複する部分が多く、たとえば、両親や兄弟がＡＤＨＤの場合、連れ合いや別の兄弟も高い確率でＨＦＰＤＤやＡＳであることが指摘されており、遺伝的に重複していることが推測されています。

ただし、ここで強調しなければならないのは、遺伝的要因があるから、必ず発症するとは限らず、あくまでも罹《かか》りやすさが遺伝していると考えるべきです。

脳に機能障害を引き起こすその他の要因としては、出産前後の周産期異常や出生後の感染症などの複合要因が関係していると考えられています。近年、ＡＤＨＤやＡＳ、ＨＦＰＤＤが増加していますが、遺伝的要因だけではこの増加の理由が説明できないからです。

妊娠中、出生時、新生児期（生後四カ月まで）の間に、子どもの脳の発達に影響を与える疾患としては、未熟児・低体重出生、妊娠中毒症、重症黄疸《おうだん》、ウイルス疾患（インフルエンザ、麻疹、風疹など)、脳炎・髄膜炎《ずいまくえん》、極度の栄養障害、頭部外傷などがあります。

これらはＡＤＨＤ、自閉症、ＡＳで共通しています。

近年は、これらと並んで妊娠中の母親の飲酒や喫煙（胎児性アルコール・タバコ症候群）、重金属（水銀、鉛など）や環境ホルモン（ＰＣＢ、ダイオキシンなど）などの環境汚染の影響も注目されています。

特に重金属と環境ホルモンは発達障害のみならず、喘息《ぜんそく》やアトピー性皮膚炎などのアレルギーなどとも関連していることが注目されています。そのため、環境省は平成二十二年四月から出生した子ども一〇万人を対象として一三歳に達するまでの間、胎生期の重金属や環境ホルモンの汚染と出生後の発達障害やアレルギーとの関連性を大規模に調査していくことを決定しました。

（2）脳研究が明らかにしつつある発達障害のメカニズム

前述のように脳の機能障害は、遺伝や周産期異常などが原因と考えられています。

では、脳の機能障害は、具体的にはどこがどのように損なわれ、発達障害の病因となるのでしょうか。この点に関して、近年、さまざまなアプローチで研究がなされています。なかでも大きな成果を上げているのが、脳の放射線医学的研究と生化学的研究です。

それぞれの成果について簡単にお話しします。

①放射線医学的研究の成果――脳の損傷部位と障害の関係

放射線医学的研究とは、ＭＲＩ（磁気共鳴画像：Magnetic Resonance Imaging）検査装置、ＰＥＴ（陽電子放射断層撮影法：Positron Emission Tomography）、ＳＰＥＣＴ（単光子放射線コンピューター断層撮影：Single Photon Emission Computed Tomography）などを用いて発達障害の病因を解明しようというものです。

（ｉ）前頭葉の損傷が引き起こすＡＤＨＤ

まずＡＤＨＤの原因についてですが、これまで最も有力とされているのは、シェルーンが一九八六（昭和六一）年に提唱した「前頭葉機能不全（前頭葉脱抑制説）」です。

これは、「ＡＤＨＤの多動と衝動性は基本的に前頭葉による抑制がきかない状態である」として前頭葉の機能障害を指摘したものです。

前頭葉は人間などの霊長類において最も高度に発育、発達した部位で、その役割は注意の集中力・持続力、衝動性や欲望のセルフコントロール、創造力、想像力、認知能力、言語能力、意欲・意志発動などに密接に関与しているとされています。

チンパンジーなどの霊長類を用いた動物実験では、この前頭葉が損傷を受けると、ADHDと同じように、自分の行動や注意集中力、衝動性が制御できなくなり、イライラして落ち着かず、感情が不安定になり、衝動的で攻撃的な態度を見せるようになりました。

脳のほかの部分が損傷しても、このような変化は認められなかったことから、ADHDの病因として脳の前頭葉が深く関わっていることは確実と考えられるようになりました。

頭部外傷、脳挫傷、脳卒中、その他の疾患で前頭葉に損傷を受けた患者の症状や心理検査の結果が、ADHDとよく似ていることも前頭葉機能不全説を裏付けています。また近年の脳波検査による大脳生理学研究でも前頭葉機能異常が確認されています。

(ii) 脳の広範囲な損傷で発症する自閉症、HFPDD、AS

次に自閉症、HFPDD、ASの頭部放射線医学的研究について述べます。

低機能と高機能の自閉症、アスペルガー症候群の間では研究報告の結果は異なっていますが、総じてADHDと比べれば脳の広い範囲に障害部位が発見されています。

ＭＲＩ、ＰＥＴ、ＳＰＥＣＴ検査などでは、前頭葉、側頭葉、頭頂葉などの大脳皮質から小脳虫部《ちゅうぶ》、大脳基底核《きていかく》、大脳辺縁系《へんえんけい》（海馬《かいば》、扁桃体《へんとうたい》）、視床《ししょう》などに異常がみられます。

自閉症が「広汎性発達障害」と呼ばれ、言語、社会性、運動、感情・衝動性や行動のセルフコントロール能力、認知能力などの発達が幅広く障害されているのは、これらの脳の広い部位で発育、発達の障害が見られるためです。

近年、特に注目されているのは、脳の前頭葉、基底核、小脳の神経系のつながりです。これらは運動はもとより、認知、言語能力でも非常に重要な役割を果たしていますが、自閉症ではこの三つの脳組織の連携がうまく取れていないらしいのです。

脳の前頭前野、側頭葉、大脳辺縁系は、社会的知能や共感性の領域とされ、自閉症ではこれらの部位が障害されていることがわかってきました。また小脳虫部の萎縮《いしゅく》はＭＲＩ研究のすべてで、例外なく報告されています。

②生化学的研究の成果――脳内の神経伝達物質「モノアミン」の不足

ＡＤＨＤや自閉症では、脳内の神経伝達物質である「モノアミン（ドーパミン、ノルアドレナリン、セロトニンなど）」が不足する代謝異常が指摘されています。

ＡＤＨＤ研究の権威であるラッセル・バークレーらは、その根拠として、

（ⅰ）ドーパミンやノルアドレナリンに作用する中枢刺激剤メチルフェニデート（リタリン、コンサータ）がＡＤＨＤの行動を改善する。

（ⅱ）動物実験によりメチルフェニデートはドーパミンやノルアドレナリンを増加させる。

（ⅲ）動物実験で幼いうちにドーパミンの経路を破壊すると成熟するにつれて多動になり、メチルフェニデートを投与すると多動が治まる。

（ⅳ）ＡＤＨＤの児童はドーパミンが低濃度を示す。

という四つの点をあげています。

実際、ＡＤＨＤではドーパミン神経系の異常が前頭葉から基底核で認められています。ＡＤＨＤの治療で有効なメチルフェニデートは、主にこの部位に作用しています。

また自閉症ではドーパミン神経系だけでなく、ノルアドレナリン神経系やセロトニン神経系の異常も見られ、障害の部位は前頭葉から基底核だけでなく、大脳、小脳の幅広い領域にわたります。自閉症の発達障害が多岐にわたるのはそのためです。

（3）悪化を促す心理社会的要因――親のネグレクト・虐待や生活の乱れ

発達障害は、一次的にはあくまで脳の障害が要因となって発症しますが、しばしば心理社会的要因によって悪化したり、二次障害や合併症を示すことがあります。

代表的な心理社会的要因として、ここでは次の四つをあげておきます。

①親のネグレクト・虐待――「チャウシェスクの子どもたち」

幼児期に親から虐待やネグレクト（育児放棄）を受けた子どもは「被虐待児症候群（虐待に抵抗する意欲を失い、甘受する状態）」を示し、思春期以降になっても感情や社会性の発達が損なわれ、しばしば、解離性同一性障害、うつ病、摂食障害、パーソナリティ障害、性非行、反社会的行動、各種の依存症・嗜癖行動などの精神障害を示すことが知られています。

解離性同一性障害は、虐待などの強い心的外傷から逃れようとした結果、一人の人間に二つ以上の同一性または人格状態が入れ替わって現われるようになり、自我の同一性が損なわれる精神疾患で、児童虐待の経験者では極めて高率でみられます。

これらは近年、「複雑型ＰＴＳＤ」として注目を浴びています。

通常のＰＴＳＤが、戦争や災害、犯罪被害などの心的外傷体験の後にフラッシュバックや無気力、睡眠障害などを示すのに対して、複雑型ＰＴＳＤは幼児期からの虐待やネグレクト体験の後、人格発達の深刻な歪みを示し、さまざまな精神障害を引き起こすものです。

近年、杉山登志郎医師が「第四の発達障害」として提唱していますが、幼児期の著しい虐待やネグレクトによって社会性の発達が障害され、しばしば自閉症と類似の症状を示すことがあります。

それを雄弁に語っているのが、ルーマニアの「チャウシェスクの子どもたち」です。ルーマニア政府は労働力を増やすために避妊と堕胎を禁止し、女性は四人以上子どもを産むことを推奨しました。しかし、権力の座にあったニコラエ・チャウシェスクが処刑され、共産党政権が崩壊すると、食料の配給が止まり、貧しさから子どもの養育を放棄する親が続出しました。親に捨てられた子どもたちはストリートチルドレンとなって町にあふれました。これがいわゆる「チャウシェスクの子どもたち」です。彼らは雨風や寒さをしのぐためにマンホールの下に住みつき、生活のために幼児売春をしたり、臓器提供や人身売買などの闇のビジネスに巻き込まれるなど、その多くが悲惨な運命をたどりました。

この「チャウシェスクの子どもたち」のうち英国やカナダの里親に預けられて養育された子どもの追跡調査をしたところ、一六五例のうち二一例（一二・七％）がその後自閉症（広汎性発達障害）と診断されました。日本の場合、自閉症の発症率は一五〇人に一人（〇・七％）程度ですから、いかに高率で発症しているかがわかります。

彼らのＭＲＩ検査所見を調べたところ、大脳辺縁系（海馬と扁桃体）が萎縮しており、しかもその萎縮の程度は親から遺棄された期間が長いほど明らかでした。

この研究報告は世界中の精神科医に衝撃を与えました。なぜなら明らかな生物学的（脳の）要因がなくても、親の虐待や極度のネグレクトだけで自閉症が生じ、しかも脳の萎縮まで引き起こされることがわかったからです。

ちなみに大人のＡＤＨＤ八〇例を対象とした筆者の研究では、子どものいるＡＤＨＤ五一例中二五例（四九・〇％）で子どもへの身体暴力やネグレクトが認められました。また前出の杉山医師らは逆に、被虐待児五七五名のうち五四％に発達障害が認められたと報告しています。

このような場合、発達障害があるから虐待やネグレクトを受けやすいのか、虐待やネグレクトされたから発達障害になったのかは、まさしく「にわとり・卵論争」で極めて難しい問題ですが、発達障害と虐待・ネグレクトは、それぞれ単独でも大脳辺縁系（特に海馬）の萎縮が起こり得るので、おそらく「逆もまた真なり」ではないかと思われます。

②睡眠覚醒リズムの乱れ――二歳児の五九％は夜一〇時以降に寝ている

ＡＤＨＤや自閉症は、前にも述べたように、睡眠・覚醒リズムが乱れやすく、昼間に居眠りなどを繰り返す過眠症を示しやすいのが特徴です。

前夜の睡眠時間がいつにも増して少ないと、翌日、多動や衝動性が高じ、いつも以上にイライラしたり、不機嫌になったり、パニックなどを起こしやすかったりします。

睡眠・覚醒リズムの乱れは、生活習慣と密接に関係しています。

日本人のライフスタイルが変化し、生活が夜型になったと言われて久しいですが、それはＮＨＫ放送文化研究所の「２００５年　国民の生活時間調査報告書」を見れば、一目瞭然で、国民の半数以上が寝ているのは各曜日とも午後一一時以降です。その結果、一九六〇年代には八時間以上あった睡眠時間が、いまでは一時間近くも減少しています。

こうした大人の生活リズムの変化は、当然、子どもにも影響を及ぼします。

日本小児保健協会の「平成12年度　幼児健康度調査報告書」によれば、午後一〇時以降に就寝する子どもの割合は、一九八〇（昭和五五）年、一九九〇（平成二）年と今回の二〇〇〇（平成一二）年を比べると、

・一歳六カ月児／二五%→三八%→五五%
・二歳児／二九%→四一%→五九%
・三歳児／二二%→三六%→五二%
・四歳児／一三%→二三%→三九%
・五〜六歳児／一〇%→一七%→四〇%

と顕著に増加しており、大人の生活リズムに合わせて子どもの生活リズムも、年々、急激に夜型になっていることがわかります。

近年の睡眠医学の研究では、ノンレム睡眠期（深睡眠期）に、成長、発達に欠かせないセロトニン、メラトニン、成長ホルモン、コルチゾールなどが大量に分泌されることがわかっています。睡眠が不十分であれば、これらの分泌に悪影響が出て、成長、発達が阻害される恐れがあります。

一般の健常児よりも睡眠効率が低い発達障害児であればなおさらで、夜十分に眠れなければ、さまざまな問題行動がいっそう悪化するのは当然なのです。

③長時間のテレビゲームやネットが脳の活動を低下させる

近年、日本小児科学会では、健常児でもテレビやビデオを幼児期・学童期に長時間視聴すると、言語や社会性の発達、認知能力、注意集中能力が阻害されることが繰り返し報告されています。

たとえば、日立家庭教育研究所の土谷《つちや》みち子《こ》氏は、一日四時間以上テレビを見ている子どもは、他の子どもと比較して、

・突然、癇癪を起こす
・話しかけても視線が合わない
・友だちと遊べない
・言葉がしゃべれないなどの情緒・コミュニケーションの問題を起こしやすい

などの指摘を行なっています。

また発達障害のある人（特にADHDやASの人）は、インターネットやゲームなどにはまりやすく、寝るのも忘れてこれらにのめり込む傾向が顕著です。不登校から長期間のひきこもりやニート状態になっている人は、ほとんど例外なくこれらに依存しています。

彼らがこれらに依存しやすいのは、セルフコントロールの欠如、感情の不安定、新奇追求傾向、対人スキルの未熟性など基本的には彼らの脳機能障害と深く関連していますが、故・

小此木啓吾《おこのぎけいご》氏はこの依存性に関して次の五つの心理的メカニズムを指摘しています。

（i）現実社会で自己評価が低くても、インターネットのなかで匿名《とくめい》で別の人格を演じることができる。

（ii）ネットから得られる膨大な情報は、無限の知的好奇心を満たし、ある種の全能感が得られる。

（iii）自分が傷つくことなく気持ちを純粋に相手に伝えられる。

（iv）自分の過去を知らない新しい友だちと親密な一体感をもてる。

（v）現実の人間社会と異なり、義務や責任がともなわないので、嫌になったらいつでもやめられる。

これらの依存は、睡眠障害を助長させるだけでなく、二次障害や合併症を起こさせるリスクも大きくします。たとえば、脳の活動低下もその一つです。

日本大学文理学部の森昭雄《もりあきお》教授の米国神経学会での発表によれば、小学生の頃から一日二〜七時間ゲームに没頭していた一〇人の大学生の脳波を調べたところ、認知症と同様、β波よりα波が優勢でした。健常な成人では、β波の方がα波より優勢なので、これは異常な「ゲーム脳」になっていることを示唆していると言います。

森教授によれば、「ゲーム脳」の特徴として、「注意散漫で物忘れが多く、思考力、判断力に乏しく、自己中心的。理性や羞恥心に欠け、キレやすく暴力的。また無気力、無関心になりやすく、言葉によるコミュニケーションが乏しくなり、創造性と学習能力が低下する」と指摘しています。

これらの症状はADHDやASと似ていますが、両者とも大脳の前頭葉の機能低下の点で共通しています。原疾患として発達障害を持っていなくても、このように前頭葉が機能低下に陥ることがあるというのは、実に由々《ゆゆ》しき問題です。

もともと発達障害者は、健常者よりもテレビやビデオ、ゲームなどの機械的な物にこだわり、寝る間も惜《お》しんでのめり込む傾向が強いことが知られています。

その結果として、睡眠障害だけでなく、ゲーム脳による脳の活動低下まで招来するとしたら、事態はますます深刻なものになってしまいます。

④食習慣が発達障害を悪化させる――食物アレルギー、食品添加物、低血糖

たとえば、上村菊郎《うえむらきくろう》医師の古典的研究でも、LD（学習障害）をともなったADHDの児童に、アトピー性皮膚炎、気管支喘息、アレルギー性鼻炎などの診断を受けたものが高率に

認められています。

またかつて米国のベン・F・ファインゴールド博士らは、食物中のサルチル酸塩と食品添加物（特に人工着色料）が一部の子どもに多動症候群（落ち着きがなく、イライラしがちでキレやすい傾向、ボーッとしてやる気のない無気力傾向など）を引き起こし、しかもこれは遺伝的要因が影響している、という仮説を提唱しています。彼はこれらの有害物質を含まない食品を与えたところ、五〇〜七五％に有効であったと報告しています。しかし、その後の追試研究では結果が異なり、次第に顧《かえり》みられなくなりました。

しかし近年、水上治《みずかみおさむ》医師は、ある種の食品添加物やビタミンB複合体（ビタミンB_1、B_2、B_3、B_6など）の不足とミネラル（特に亜鉛、マグネシウム、カルシウム、カリウムなど）の欠乏が肝臓だけでなく、中枢神経系の発達を阻害し、行動異常（不注意、多動、衝動性、攻撃性など）を悪化させると指摘しています。

確かに筆者の経験でも、食事の著しいアンバランスや食品添加物（加工食品）の摂りすぎは、発達障害を悪化させる一つの要因になり得ます。ですから、食事がひどくアンバランスな場合、筆者は薬物療法とともに食事療法を勧めています。

また最近は、朝食を抜くことによる弊害が指摘されています。

睡眠覚醒リズムの乱れている人は、しばしば朝食を抜きます。血糖値が低い状態で菓子パンや甘いジュースなどを急いで摂取すると、糖分の代謝を促すインスリンの供給が間に合わなくなり、高血糖状態（急性の糖尿病）となってしまいます。これは「ペットボトル症候群（清涼飲料水ケトーシス）」と呼ばれ、死亡例も報告されています。

急激な高血糖に反応してインスリンが過剰に分泌され、低血糖（反応性低血糖症）になった場合は、ＡＤＨＤに似た多動症候群を悪化させることがわかっています。

近年、ＡＤＨＤと診断されなくても、キレやすく落ち着きのない子どもが増えているのは、この反応性低血糖症が原因の一つと考えられています。

心理社会的な要因をざっと見てきました。近年、軽度の発達障害が増加していますが、その背景にはこれらの心理社会的要因が複合的に絡《から》んでいるのではないかと思います。発育、発達途上にある子どもに健康な環境を提供するのが私たち大人の責務なのです。

第5章　大人の発達障害は治せる

——治療の手段とサポートの方法

「大人の発達障害」の治療に遅すぎることはない

発達障害のある人は、パートナーや家族、会社の上司や同僚、友人などにとって、しばしばトラブルメーカーになります。

これは主に、

①発達障害であることに本人も周囲も気づいていない
②その結果、本人に適切な治療がなされていない
③周囲も適切な支援やサポートをできずにいる

などが原因になっています。

発達障害は治療可能です。すでに大人になっていても治療を始めるのに遅すぎることはありません。発達障害を克服するために必要なことは、まずそれに気づいて、認め、受け入れること。適切な治療を受けること。そして周囲も適切な支援やサポートを行なうことです。

この三つがセットで行なわれることで、初めて本人の苦痛も周囲の悩みも解消（あるいは大きく軽減）されるのです。

一般に発達障害の治療は、

①心理教育と環境調整療法

②認知行動療法
③心理療法
④自助グループへの参加
⑤薬物療法

などが中心になります。

筆者の経験でも本人が発達障害であることを認め（認知）、受け入れるなら（受容）、心理療法（カウンセリング）は有効ですし、相互支援のための自助グループも大いに心の支えになります。

また何よりも薬物療法がかなり有効であると断言できます。

本章では、まず発達障害の治療方法について述べ（【1】）、その後、周囲の対応の仕方について説明します（【2】）。

【1】発達障害の治療はどのように行なわれるのか？

大人の発達障害の治療で何より重要なのは、本人の気づきと周囲の理解です。これを深めるための作業は「心理教育」と呼ばれ、近年、すべての精神疾患で重視されています。

しかし、実際問題としては、これが最も困難であり、最後まで自分が発達障害であることを認めることができず、受け入れを拒否する人が少なくありません。たとえ周囲の人が本人の発達障害に気づいて困っていても、本人が頑《がん》として認めようとしないのです。

これは一つには、彼らが自分自身を客観的に観察できないためですが、もう一つの理由としては、思春期・青年期以降に合併しているうつ病などの精神疾患に隠され、原疾患の発達障害がわかりにくくなっているためでもあります。

【1】心理教育と環境調整療法

ほとんどすべての発達障害者は、自分のさまざまな問題行動や精神疾患は、自分の性格や努力不足、家庭環境やトラウマのせいだと思っています。もともと脳に機能障害があって、それが原因で起きているなどとは思ってもいないのです。

このため、「どうせ自分はダメな人間だ」と著しく自己評価や自尊心を低下させたり、「自分がこうなったのは親のせいだ」とか「いじめたあいつらのせいだ」などと周囲の人に怒りや憎しみを向けてしまいがちです。その結果、ますます周囲との軋轢《あつれき》がひどくなり、二次障害や合併症を発症する悪循環に陥り、いっそう問題を深刻なものにしていきます。

ですから、大人の発達障害の治療では、最初の面接時から、「あなたの抱えている問題は、あなたの性格や家庭環境などが原因で起きているのではなく、もともと脳の発達がアンバランスで、それが原因で起きていることなのだ。だから心の問題ではなく、脳の問題であり、それは適切なカウンセリングや投薬治療を受ければ、ちゃんとよくなる」ということをわかりやすく説明し、理解してもらうことが極めて重要になります。

私のクリニックを受診した発達障害者は、そうやって正しい診断を受け、自分の抱えている問題のほんとうの原因を知り、それに対する治療法を理解することによって、そのほとんどの人が、「気持ちが楽になった。これまでは自分を否定してきたが、これからは肯定的に考え、前向きにハンディを克服していきたい」と述べています。

たとえ事実を知って一時的に落ち込むことがあったとしても、自分のハンディに気づき、考え方や行動パターンの偏りと歪みの原因を正しく理解することで、その後の人生を前向きに考え、歩いていくことができるようになるのです。

また、発達障害の診断を受けることは、本人だけでなく、パートナーや家族、職場の上司や同僚など周囲の人にとっても非常に有益です。

それまで「性格が悪い、怠け者でやる気がない」などと思ってきた相手が、実は性格の問題ではなく、脳の問題であって、後述するように周囲が適切に対応すれば、改善する可能性が高く、自分たちが無用のストレスを感じないですむことがわかるようになるからです。その結果、周囲もあるがままの本人を受け入れるなど人間関係が好転します。

以下、治療のために重要となる四つのポイントについて説明します。

（1）診断を受け入れ、サポートしてくれる理解者を得る

まず何より大事なことは、発達障害の確定診断を受けること、そしてサポートしてくれるよき理解者を得ることです。

本人の心の不安定感、孤立疎外感、劣等感、絶望感、無気力感などを軽減し、うつ病、依存症、不安障害などの合併症を予防するには、これが最も大事であり、かつ有効です。たとえ合併症があっても、よき理解者のサポートがあれば、治療の効果は高くなります。

筆者の臨床経験でもパートナーなどの理解の有無によって改善率はまったく違ってきます。大人の発達障害にうつ病が合併した場合、一般に女性の方が男性より治りにくいのは、夫や家族の理解やサポートが得にくいからです。

これは他の精神疾患でも同様で、たとえばアルコール依存症の場合、男性は妻や友人、職場の先輩、同僚などのサポートを得やすく治療しやすいのですが、女性の場合はサポートが得にくいため、治療後の経過が悪く、死亡する場合も少なくありません。

周囲の理解とサポートを得るためには、まず専門医の力を借りて、正確な診断を得て、できるだけ客観的で偏りのない科学的な説明を受けることが肝心です。精神科医の間では「一〇〇回の心理療法より一回の診断」と言われ、正確な診断は何よりも重要です。

（２）自分の得手・不得手を知り、周囲の助けを借りる

発達障害は、筆者が「発達アンバランス症候群」と名づけたように、得意な領域と不得意な領域が非常にアンバランスに存在しています。特にＡＳではそれが顕著です。

発達障害の治療では、本人が自分の不得手なことに気づき、周囲の理解を求めて役割分担することが重要です。長所と短所、得手と不得手をリストアップして分担するのです。『片づけられない女たち』の著者サリ・ソルデンは、これを「見直し会議」と呼んでいます。

一般に発達障害者が不得手としているのは、

①対人スキル、他者との協調性、適切な会話などの社会性

②感情や衝動性などのセルフコントロール
③金銭、時間、食事、睡眠などの日常生活やライフスタイルの管理

などです。

これに対して得意としているのは、

①コンピューター、情報機器、機械類などの操作
②陶芸、美術、音楽などの創作技能
③ある種の専門的な分野の技能

などです。

これらの得手、不得手を踏まえて、周囲がサポートしてくれるのが理想です。

ただし現実には、専門医を受診する前に、すでにパートナーや家族との関係はしばしば悪化しており、職場でも失敗を繰り返して評価が低くなっていることが多いため、なかなかこうしたサポートは受けにくいのが実情です。そして理解が得られないまま治療を受けることもなく、離婚や離職に至るケースが多いのです。

重ねて言いますが、こうした悲劇を回避するには、一刻も早く専門医の力を借りて、正確な診断を受け、自分の抱えている問題のほんとうの原因を知り、それに対する治療法を理解

することです。それが周囲の理解とサポートを得る第一歩です。

(3) 日々の暮らしのなかでできる九つの工夫

発達障害のある人は、何をやってもうまくいかない人生にヘトヘトに疲れてしまっているケースが少なくありません。

しかし、彼らの問題の多くは、ほんとうの原因を知り、自分の得手と不得手をよく把握し、周囲の理解とサポートが得られるなら、日々の暮らしのなかでちょっとした工夫を凝らすだけで、かなりの部分が解消されたり軽減されるはずです。

ここではそのためのヒントとして以下の九つのポイントを指摘したいと思います。

①まずやるべきことをやる——一覧表を使って順序立てて考える

自分がやるべきことは責任をもってやる——。これは、職場の同僚やパートナー、家族、友人などと豊かな人間関係を築き、幸せな人生を送るための第一条件です。果たすべき責任を全《まっと》うしない人間が、周囲の信頼を得るのは難しいからです。

しかし発達障害の人は、物事を順序立てて考えるのが苦手ですから、普通の人が当たり前のようにやっている「優先順位の高いものから片づける」ということができません。このため約束の期限までに仕事ができなかったりすることが、どうしても多くなります。

そこで、この問題を解決するためには、

(i) その日、週、月ごとに一目でわかるように予定を整理する
(ii) 締め切りから逆算して、優先順位の高い順に始める
(iii) 忙しすぎると感じたら、仕事の必要性そのものを見直し、簡略化する

などをやってみるといいでしょう。

まず、家事でも仕事でも「やるべきことの一覧表」を作りましょう。その日にやるべきこと、その週にやるべきこと、その月にやるべきことを紙に書いて目立つところに貼ります。そのうえで締め切りから逆算して何を優先してやるべきかよく考え、◎は最優先事項ですぐにやる、○は今日中にやる、△は数日以内にやる、×はよく考えたら不要というようにマークをつけて、やるべきことと優先順位がひと目でわかるようにするのです。やり終えた作業はチェックマーク（レ印）を入れるなどして消していきます。

これは「視覚的構造化」と呼ばれるもので、発達障害の治療に極めて有効です。これを繰り返すだけで物事を順序立てて考える習慣がついて、うっかりミスが少なくなります。

　また思うように仕事がはかどらないときは、仕事に無駄がないか見直し、やらなくてもいいことは省いたり、もっと簡略化できるように作業のやり方を変えるのも有効です。書類などはフォーマットを変えたり、ハンコ一つで済むようにするのも一考です。

②自分だけの時間と場所を作る――「クールダウン」することが重要

　発達障害の人は、パートナーや家族、親友など、どれほど親しい人と同居していても一人になって自分自身に戻る時間が絶対に必要です。

　これは情緒の安定と興奮、パニックの予防のためで、この点については『おとなのADHD』（ヴォイス）の著者デイヴィッド・サダースもその必要性を力説しています。

　一人の時間は、彼らにとって心安らぐ時間です。周囲の人からは、あまり意味のない趣味に没頭しているように見えても、本人にとってはそういう時間を持つことが、何よりの心の安定剤になっているのです。ですから、発達障害の人には一人で静かになれる「クールダウン」のための時間と場所がどうしても必要になります。

　さらに言えば、そうやって自分だけの時間と空間を持つことは、やるべきことを冷静に考え、優先順位をつけて計画的に実行するためにも有益です。

これは結婚している女性の場合、特にそうです。彼女たちは、さまざまな家事や雑用に追われて、自分だけの時間を持つことがほとんどありません。

仕事を持っている女性であれば、なおさらそうで、なかにはあまりにもやることが多くて睡眠時間を切りつめざるを得ない人もいます。

しかも女性は、男性と違って家のなかでも外でも自分だけの居場所を持ちにくい。男性なら一人で静かに飲める行きつけの飲み屋の一、二軒はあるでしょうし、家に自分の書斎を持っている人もいます。しかし、女性はなかなかそうはいきません。

このため一人で静かになれる時間も場所もない。そのことが、彼女たちの心の安寧《あんねい》を壊し、いっそう「片づけられない女」にしているのです。

発達障害のある人は、非常に不安が強く、心配性なので、自分の言動をあれこれ後悔したり、先々のことを取り越し苦労しがちです。自分だけの時間と場所があれば、気持ちの安らぎを得て、物事を冷静に客観的に考えることができるようになるのです。

③便利なものは何でも活用する——ハイテク機器の活用で家事の負担を軽減

発達障害の人は、物事をてきぱきと段取りよくこなすのが苦手で、仕事が片づかなかったり、あれもこれもとやっているうちに大事なことを忘れてしまったりします。こうした問題の解決には携帯電話などのハイテク機器の活用をお勧めします。

たとえば、携帯電話には、話したり、メールをするだけでなく、アラームやスケジュールメモ、電卓、デジタルカメラ、ボイスメモなど便利な機能がたくさんついています。

大事な仕事を忘れないようにスケジュールごとにアラームをつけたり、忘れてはいけないことをメモしたり、写真や動画、音声で記録することもできます。携帯電話は、手帳などを取り出して開くより手軽で簡単なので、使い勝手がいいのも魅力です。

家事を段取りよく片づけるには、食器洗浄機や乾燥機付き洗濯機を利用するのもいいと思います。食後の洗いものや、洗濯ものを干したり取り込んだりするのは、発達障害の人にとってとてつもなく面倒で億劫な作業です。

その点、食器洗浄機や乾燥機付き洗濯機を使えば、そうした作業がだいぶラクになりますし、時間の節約にもなります。その分、心の余裕も生まれます。

ただし一つ注意が必要なのは、ADHDやASの人は、健常者よりも機械類が好きで、はまりやすく、のめり込みやすいという点です。携帯電話などに夢中になって、肝心の仕事や家事が疎《おろそ》かになってしまっては本末転倒です。

便利なハイテク機器を活用するときは、その点に十分留意する必要があります。

④社交の場での振舞い方――ハンディはちょっとしたテクニックでカバーできる

発達障害者は、たくさんの人が参加するパーティなどで自由に会話を楽しむことができません。一対一なら話すことができても、多人数での会合や宴会、パーティなどになると、脳の情報フィルター機能が弱いため、注意が散漫になり、話に集中できなかったり、不安が高じて気ばかり焦《あせ》り、落ち着いた会話ができなくなってしまうのです。

また自分の言いたいことだけを言って相手の話を聞かなかったり、不用意な発言をして人を傷つけたり、孤立して黙り込んでしまったりもします。このため真面目に仕事に取り組んでいるつもりでも、職場での評価はどうしても低くなりがちです。

このようなハンディを克服するには、パートナーやカウンセラーなどと相談して、

・できるだけ愛想良く振舞い、笑顔で接する
・自己主張を控え、むしろ聞き役に徹する
・上手に相づちを打つように心がける
・相手の長所を見つけて、褒《ほ》め上手になる

・パニックになりそうになったら会場の隅《すみ》に行くなど「クールダウン」をするなどのテクニックを身につけるように心がけるといいと思います。

また人間関係で誤解を受けることが予想される場合は、前もって、「私は、会話や対人関係が苦手なので、ひょっとしたら不愉快な印象を与えるかもしれませんが、けっして悪気があってのことではなく、私自身のハンディのためなので何卒《なにとぞ》ご容赦ください」と伝えておくのも一つの方法です。

たとえば、メールをもらっても、つい返事が遅くなりがちなら、あらかじめ、「メールや手紙などの返事が遅れるかもしれませんが」と伝えておくといいでしょう。

⑤職場の人間関係の改善――対人スキルを身につける

発達障害者は、対人スキルが未熟で、人付き合いが苦手です。

職場での昼食やアフター・ファイブの付き合いを避けて孤立することが多いですし、同僚たちの会話にもなかなか入れません。

その一方で、もともと人がいいので頼まれると断れず、しばしば自分の能力以上の仕事を引き受け、オーバーワークになってしまいます。ただでさえ、段取り下手なのに、これでは締め切りまでに仕事ができないのも当然で、同僚や上司からは、「できないなら、最初から安請《やすう》け合《あ》いなんかしなければいいのに」とますます厳しい評価を受けるようになり、さらに自信をなくしていきます。

こうした悪循環を避けるには、パートナーやカウンセラーなどと相談して、

・依頼を上手に断る方法

・自分のニーズ（主張）と他人のニーズ（要求）のバランスをうまくとる方法

など職場での対人スキルを身につけるようにしましょう。

たとえば、依頼を断る場合であれば、「せっかくのお話ですが、これこれこういう理由で、残念ながらお引き受けできません」と、きちんと理由を話してから断るようにするのが基本です。理由も話さず、いきなり「無理です」「できません」では、相手もカチンときてしまいます。

また何かを主張するときは、自分の意見だけを一方的に言うのではなく、まず他人の意見を最後までちゃんと聞くことです。そのうえで自分の主張を述べ、お互い納得のうえでどちらかの意見に賛同したり、双方の意見のよいところを採用するなど、バランスをうまくとることが大事になります。

⑥感情や衝動性のセルフコントロール――自覚することが大切

発達障害者は、感情や衝動性のコントロールができないため、しばしばそれらが爆発してパニック状態になり、パートナーや子どもなどに暴言を吐き、暴力を振るいます。

依存症や嗜癖行動に陥るのもそのためですし、うつ病を合併すると感情が不安定になり、ますます攻撃性が激しくなります。

自制心を育てるのに最も有効なのは「自分は発達障害者である」と自覚することです。これに勝る良薬はありません。

自分の欠点を知れば、なるべく聞き役にまわるなど短時間でも沈黙を守るテクニックが身につきますし、パニックになりそうになったら会場の隅に行くなど苦手な雰囲気や雑多な情報の渦《うず》から自然に遠ざかることもできるようになります。

また周囲の理解や協力を得る手段を講じることもできるようになります。

⑦働きすぎに注意する――バリバリ働く人ほど依存症に要注意

発達障害者には働きすぎ、仕事中毒の人が少なくないと専門家は指摘しています。

不注意傾向などで彼らは「仕事ができない」と思われるケースが少なくありませんが、一方で職場の専門領域では達成感や成功体験を重ねて自信を持っているため、安心して仕事に打ち込めるのです。しかもこれを彼ら特有の過集中が後押しします。

働きすぎになりやすいのは、こうした理由によります。

そうやって仕事に夢中になるのは、周囲の評価も高くなるので一見よさそうですが、反面、家族や友人と一緒に過ごす時間が少なくなり、コミュニケーション不足から大切な人間関係が確立できないなどの弊害もあります。

また働きすぎる人は、仕事だけでなく、アルコール、ギャンブル、買い物、セックスなど他の依存症に発展するリスクも大きいことが知られています。

たとえば、アルコール依存症には、いわゆる「ドヤ街アル中」（仕事もしないで昼間から酔っ払って道端や公園で酒びんを抱きながら寝ているタイプ）と「背広アル中」（バリバリ働いているサラリーマンで酒に溺れるタイプ）の二つがありますが、圧倒的に多いのは後者で、彼らは一般の人より仕事に没頭しやすく、約七割が仕事中毒とされています。

「俺の生きがいは仕事と酒だ」——。彼らはよくそう言います。

しかし、その背景に発達障害が隠れているとしたら、無頼を気取っているどころではありません。他の依存症や合併症を引き起こす可能性もあるからです。

仕事も酒もほどほどがいちばんです。

⑧家族団らんの時間を持つ——オンとオフを切り替えて意識的に遊ぶ

働きすぎの発達障害者は、仕事ばかりしていますから、どうしても家族や友人と一緒に過ごす時間が少なくなります。彼らが家庭を持つと、一緒に食事をしたり、外出したり、旅行をしたりする機会が少ないので、家族は不満やストレスを抱えやすくなります。

しかも男性の場合、子育ては妻に任せきりで、たまに子どもの前に顔を見せたと思ったら、やれ勉強しろだ何だと厳しく叱りつけるばかり。これではよき父親とは言えず、子どもの心身の発達にいい影響は与えません。

これを防ぐには、オンとオフの切り替えをきちんとすること。そして家族や友人と会食したり、どこかに出かけるなど、意識的に遊ぶ時間を持つよう心がけることです。

「仕事が忙しくてとてもそんな余裕はない」というときこそ、あえて時間を作って遊ぶべきです。仕事を忘れてリラックスする時間を持つことで、かえって仕事への意欲やバイタリティが湧《わ》いてくるのは、誰もが経験的に知っていることです。

⑨自分に合った仕事を選ぶ——キャリア・ガイダンスの重要性

発達障害者の場合、仕事上の問題の多くは「自分に合わない仕事」をしているために起きています。

彼らには不注意傾向や衝動性などさまざまなハンディがあるのに、

・綿密な金銭の管理
・書類の管理
・人事管理
・対人援助職（教師、保育士、保母、福祉士、看護師、介護士など）
・些細な不注意でも大事故に遭う可能性がある危険な仕事

などに従事するのは明らかに無理があるのです。

発達障害者が、どのような職業に就くかは、青年期までにどのような高校、専門学校、大学を選ぶかにかかっているので、親の責任は重大です。

しかし実際には、本人も親も発達障害に気づかないまま仕事を選ぶケースがほとんどで、後で気づいて自分に合った仕事に就こうと思っても、すでに年齢的な問題などで難しい場合が多いのです。このため現実的な対応としては、いま勤めている職場の上司や同僚などの理解を得て、彼らが働きやすいように協力をお願いするケースが多くなります。

幸いにも仕事に就く前に発達障害に気づいたり、年齢的な条件なども含めて転職が可能な場合は、キャリア・ガイダンス（職業選択指導）が極めて重要になります。

詳しくは第6章で説明しますが、あくまでも一般論を述べれば、発達障害者はその特性を生かして、

・自分が興味や関心を持つ分野の仕事
・自分の得意な能力が生かせる仕事
・人を相手にするより物を扱う仕事

などを選ぶべきです。また、どうしてもあきっぽく、退屈しやすいので、できれば毎日変化のある仕事を選ぶのも大事なポイントです。

(4) よきライフスタイルを確立する——メタボを予防する四つの鉄則

発達障害者は、仕事や遊び、パソコンなどに熱中して不規則な生活を送りがちです。またアルコールやタバコなどの健康に有害なものに溺れたり、栄養のバランスを考えずにファス

トフードやインスタント食品ばかり食べたりします。

彼らはあえて健康に悪いことをしているのではなく、健康に無関心なのです。このため若くしてガンや糖尿病、心臓病、脳血管障害などの生活習慣病にかかる人が少なくありません。また、これらの疾患が彼らの心の健康に好ましくない影響も与えています。

こうした心身への悪影響を防ぐには、健康に関心を持ち、からだによい健康的なライフスタイルを心がける必要があります。

発達障害者の場合、特に大事になるのは以下の四つのポイントです。

①規則正しい睡眠を心がけ、睡眠障害を防ぐ

彼らは睡眠・覚醒リズムが乱れやすく、しばしば夜驚症、夢中遊行、夜泣き、夜尿症、睡眠時無呼吸症候群などの睡眠時随伴症を起こします。昼間の居眠り（過眠症）が多いのもそのためですが、彼らの主症状である不注意や注意散漫、感情の不安定、衝動性、攻撃性などの症状特徴は、夜間の睡眠障害に起因するところが大きいのです。

これを防ぐには、

（i）寝る間も惜しんで仕事やパソコン、携帯電話、ゲームなどに没頭しない

(ⅱ) 睡眠の質を落とすアルコールやタバコ、コーヒーなどの飲みすぎに注意するなどを心がけることです。

②アルコールやタバコ、コーヒーを飲みすぎない

前項とも関係しますが、発達障害者は不安の強さと衝動性の強さ、セルフコントロールの未熟さなどから、さまざまな嗜好品や薬物に依存しやすく、なかでもアルコール、タバコ、コーヒーに依存するケースが非常に多いのが特徴です。

これらは睡眠効率を下げて、うつ病を合併しやすいことが知られています。またタバコとカフェインは、飲まないと離脱症状（禁断症状）が出て頭痛やイライラ、吐き気などに襲われたり、昼間の眠気（過眠症）や不注意傾向を悪化させます。

アルコール依存症で特に注意が必要なのは女性です。男性に比べて女性の方が肝臓の分解酵素が弱く、男性より少ない酒量でより早くより重いアルコール依存症になりやすいからです。しかも夫やまわりのサポートが得にくいため、治療も難しい。

また女性のアルコール依存症は、タバコ依存、薬物依存、買い物依存、ギャンブル依存、リストカット（自傷行為）などの依存症や嗜癖行動を合併しやすいのも特徴です。これらが二つ以上合併すると「多重嗜癖（Cross-addiction）」と呼ばれます。

なお若年者の場合、アルコールとタバコは、しばしばシンナー、マリファナ（大麻）、覚せい剤などの他の薬物への「ゲートウェイ（入り口）ドラッグ」となっています。元・国立療養所久里浜病院の鈴木医師は、高校生の頃からアルコールやタバコを乱用していた者は、その後、高い確率でシンナー、マリファナ、覚せい剤へ移行していったと報告しています。

③バランスのとれた食生活を心がける

一般に発達障害者は食生活の問題を併せ持っています。特に睡眠覚醒リズムが乱れている場合はなおさらそうです。

バランスのとれた食生活を送るためには、炊事や調理に時間をかけなければなりませんが、仕事が忙しかったり、インターネットやゲームにのめり込むと、どうしてもファストフードやインスタント食品に頼ってしまうことが多くなります。

前にも述べたように、亜鉛、マグネシウム、カルシウム、カリウムなどの必須ミネラルと、ビタミンB_1、B_2、B_3、B_6、B_{12}などのB複合体の欠乏した食事は、中枢神経系の活動に悪影響を及ぼすことが知られています。

これらの栄養素は脳の正常活動に不可欠です。たとえば、アルコール依存症でさまざまな神経症状や精神症状が現われるのは、アルコールが肝臓で分解されるときにこれらの必須ミネラルやビタミンB群を奪ってそれらの欠乏状態を引き起こすからです。

女性にとって特に大事なことは、前にも述べた月経前不機嫌性障害（ＰＭＤＤ）と食事の関係です。月経前の不機嫌、攻撃性、イライラ、軽いうつ、頭痛、過食その他の精神症状は、女性ホルモンのアンバランスによって起こります。

発達障害者は、健常者よりもＰＭＤＤが重症になりやすいとされています。

ＰＭＤＤは、もともと日本の女性には少なかったのですが、最近は二〇～四〇歳代の女性を中心に激増しています。その理由は食事の欧米化、つまり高脂肪、高動物性蛋白《たんぱく》の食事によるものとされています。これに対して昔ながらの和食は、ＰＭＤＤを改善するとされ、近年はホルモン治療よりも漢方薬と食事療法の併用が推奨されています。

女性の犯罪の八〇～九〇％は、この月経前に多発するとされますが、筆者の経験では睡眠覚醒リズムをしっかりつけ、アルコール、タバコ、カフェインなどの嗜好物を避け、普段から和食をとっていれば、ＰＭＤＤに関連した犯罪はかなり予防できると思います。

④ゲームやインターネットにのめり込まない

発達障害のある人（特にＡＤＨＤやＡＳの人）は、これまでたびたび指摘したようにテレビやビデオ、ゲーム、インターネットやパソコン、携帯電話などにはまりやすく、寝るのも忘れてのめり込む傾向が顕著です。不登校から長期間のひきこもりやニート状態になっている人は、ほとんど例外なくこれらに依存しています。

特に最近目立つのはインターネットへの依存です。ネット社会は十分な法規制がなく、一種の無法地帯ですが、社会経験の乏しい（あるいはまったくない）彼らは、たいした警戒心もなく平気で足を踏み入れます。

その結果、悪徳サイトにアクセスしてお金を騙し取られたり、ネットを通じて見ず知らずの異性と知り合い、簡単に交渉を持って性犯罪に巻き込まれたり、薬物乱用に走ったりします。また「ひきこもりサイト」などで仲間を作って安住することで、ひきこもりをより長期化させるケースも少なくありません。

ゲームやインターネットなどへの依存にはくれぐれも注意すべきです。

[2] 心理療法（カウンセリング）――自分はダメな人間ではないと気づく

心理（精神）療法は、基本的には心因やトラウマなどが原因となる不安障害やパーソナリティ障害などで重要な役割を担う治療法ですが、発達障害でも二次障害や合併症の予防には極めて有効です。本人だけでなく家族にとっても必要なものです。

一般に心理療法は、

・診断にともなう気持ちの整理
・自分の抱えている問題の整理
・適切な行動の理解
・社会スキルの学習

などを通じて本人の変化や成長を促し、家族もまたそれを受け入れ、ともに変わり、成長していけるようにするものです。

心理療法で初めに取り組む問題は、診断に対する反応です。彼らは発達障害の診断を受けると、ほとんどの場合、「安心感」と「自責感の軽減」を体験します。

「自分はダメな人間ではない。怠け者でも道徳的に欠陥があるわけでもない」

そのことに気づいて、ホッとするのです。

しかし、なかには脳に機能的な障害があると知って、逆に自分の将来を考えて絶望したり、悲嘆にくれる人もいます。また自分が病気であることに対してやり場のない怒りを覚えたり、周囲の人間に対しても激しい苛立《いらだ》ちや憤りを感じる場合もあります。

ですから、治療者（カウンセラー）は、彼らが決して悲観的、絶望的にならず、将来に希望を持って、楽観的で前向きに、積極的態度で立ち向かえるように促す必要があります。彼らの長所や秀でた能力に気づいて、それを生かすように促すことも大切です。

通常、心理療法では、「治療契約」がなされ、これに基づいて治療者と発達障害者との間で「治療の枠組み」が作られますが、彼らはしばしば約束の治療時間を忘れたり、遅刻したりするので継続的に治療できない面があります。

また信頼関係やラポール（相手と心を通わせること。疎通性）を築くことが難しく、うまくできそうになっても、しばしばちょっとしたことですぐに崩れてしまいます。

このためプロの治療者であっても、ときには、

「もう勝手にしなさい！」

と怒りとあきらめに近い感情を抱くこともあります。

そこで、彼らに心理療法やカウンセリングを行なう場合は、心が広く寛容で包容力のある

治療者を選び、治療の枠組みにこだわらず、息の長い治療を心がける必要があります。

それには、心理療法やカウンセリングとともに、前述の心理教育や環境調整療法、さらには後述する自助グループへの参加や薬物療法などを並行して行なうことが極めて重要になります。

[3] 認知行動療法――「考え方の枠組み」の歪みを直す

人は誰でもその人個人の「考え方の枠組み」を持っています。この枠組みが歪んでいると、現状を正確に把握したり、冷静に判断できなくなり、おかしな偏った思考回路にはまってしまいがちです。これを「認知の歪み」と言います。

認知の歪みの例としては、たとえば、

・すべてを悲観的に考える「マイナス思考」
・些細な出来事を過度に一般化して考えてしまう「過度の一般化」
・「何々しなければならない、何々ができなければならない」と考える「すべき思考」
・「よいか悪いか、完全か不完全か」と考える「二者択一的思考」
・自分に無関係な出来事であっても関係しているかのように判断する「個人化傾向」

などがあります。

認知行動療法とは、簡単に言えば、こうした認知の歪みを見直すことで、おかしな偏った思考回路にはまり込んでしまった考え方のパターンから抜け出すための方法です。このため特にうつ状態に陥っている発達障害者には治療の効果が期待できます。

治療者は、発達障害のある人とマンツーマンで一つひとつの場面や状況を例にあげて、物事の捉え方や考え方を修正し、社会に適応した行動ができるように支援します。

具体的なテクニックとしては、

・破局的な見方を緩和し、否定的な考え方から肯定的な考え方に移行させる
・認知の歪みに気づくようにそれにラベリング（名前付け）する
・選択の余地を検討し、物事の多面的な見方とプラス、マイナスの側面を見る

などが用いられます。

【4】自助グループ――同じ経験や苦痛を知る仲間と語り合う

発達障害者は、多くの場合、自己評価が低く、地域や職場で孤立しがちです。このため同じ経験や苦痛を味わった仲間と話し合うことは、このうえない安心感を与え、不安を取り除

いてくれます。当事者が作る相互支援のための自助グループに参加する意味はここにあります。

これまで活躍している自助グループとしては、

・アルコール依存症のための「断酒会」や「ＡＡ」（Alcoholics Anonymous）
・薬物依存症のための「ダルク」や「ＮＡ」（Narcotics Anonymous）
・摂食障害のための「ＮＡＢＡ」（Nippon Anorexia Bulimia Association：日本アノレキシア・ブリミア協会）や「ＯＡ」（Overeaters Anonymous）
・ギャンブル依存症のための「ＧＡ」（Gamblers Anonymous）
・買い物依存症・浪費癖のための「ＤＡ」（Debtors Anonymous）
・セックスおよび恋愛依存症のための「ＳＡ」（Sexaholics Anonymous）

などがあって、それぞれの分野で治療実績をあげています。

これまでの膨大な臨床的研究では、依存症や嗜癖行動には従来の心理療法（カウンセリング）や認知行動療法、薬物療法などの効果は限定されていますが、自助グループはこれらの治療に非常に有効であることが幅広く立証されています。

「大人のＡＤＤ＆ＡＤＨＤの会」（ＳＯＡＡ）もそんな自助グループの一つで、大人のＡＤ

ＨＤに関わる人たちが本来持つ能力を最大限生かして生活していくことができるように、その実態を把握し、社会的認知度を広め、生活支援に寄与することを目的としています。

大人のＡＤＨＤに苦しんでいる人のなかには、ＳＯＡＡに入会してパートナーや同僚の理解と協力が得られるようになり、人生に新たな希望を見出すケースがたくさんあるといいます。次に紹介するＢ子さんもそんな経験をした一人です。

「夫が〝一緒に頑張っていこう〟と言ってくれました。最近片づいていないことで文句を言うのが少なくなったと感じていましたが、正直彼がここまで変わるとは思っていなかった。〝片づいていない！　食器がたまっている！　洗濯していない！　金の支払いは期限までにちゃんとしろ！〟などと文句ばかり言いつづけ、文句以外の会話がほとんどなかった彼がです。

今までＡＤＨＤのことを話すと面倒くさそうな態度で、ＡＤＨＤ関連の本も一度だって開こうとしなかった。彼が理解できるようになったのは、私がＳＯＡＡのホームページに書き込んだり、自助グループに参加するようになってからです。〝同じ悩みの人がいっぱいいるからホッとできる。生活を改善する方法を勉強できるんだ〟と言って出かけても、〝夫の休みに子どもを預けてまで自助グループに行く必要があるのか？〟と皮肉を言われたこともあります。

でも私の決意が固いのを悟ったようで〝絶対ダメ！〟とは言いませんでした。夫は最近、〝君が反対を振り払ってＳＯＡＡに行ったことで、君がどれほどＡＤＨＤで悩んでいたかが少しわかった気がする。自分は古い人間だから、女なのに何で家事ができないんだろうって、不満に思っていた。でもこれからは君のことを理解していきたい。二人で協力して頑張っていこう〟と言ってくれました。

私は涙が止まりませんでした。夢のようでした。最近夫はＡＤＨＤの本も読んでくれるようになりました。そして〝ＡＤＨＤは君一人の頑張りではよくならないんだろう。家族の理解と手助けが必要だね〟って。いま思い出しただけでも涙が出そうです」

この体験談のように、大人のＡＤＨＤの人にとってのキーパーソンは、何と言ってもパートナーです。この点については後で改めて述べます。

このほか全国的に展開している大人の発達障害者の自助グループとしては、

・ＡＤＨＤの人とその家族や教師などを応援する「えじそんくらぶ」

・発達障害者とその家族や関係者などを支援する「アスペ・エルデの会」などがあります。

[5] 薬物療法――中枢刺激剤の服用で症状が劇的に軽減する

大人の発達障害、特にＡＤＨＤやＡＳには薬物療法が極めて有効です。これは欧米の専門家や臨床医の間では繰り返し強調されていることです。

彼らは異口同音に、「ＡＤＨＤ、ＡＳは基本的に脳（中枢神経系）の神経生理学的、生化学的疾患である。カウンセリングや心理療法も必要であるが、同時に薬物療法も行なうべきである。患者は脳の生化学的物質の欠陥を補う物質を必要としている。これを得られないと生活全般に及んでくる弊害は解消されない」と述べています。

薬物療法研究の論文で、ウェンダー、ウッド、ライムヘル博士らは、ＡＤＨＤと診断された大人の患者の六〇％が中枢刺激剤の投与で改善を示したとしています。これは子どもの八〇～九〇％の改善には及びませんが、よく反応した事実として紛《まぎ》れもないものです。

実際、中枢刺激剤のメチルフェニデート（以前はリタリン、現在はコンサータ）によって、子どもの発達障害と同様に症状が劇的に軽減することは頻繁にあります。

薬物療法は患者の脳の機能を以前の状態に回復させるために使用されますが、驚くべきことに大人の発達障害者では、彼らがそれまで経験したことがないほどに脳の機能回復が進み、学業、仕事、日常生活まで、それこそ見違えるほどの改善をしばしば示します。

筆者の外来を受診した八〇名の大人のＡＤＨＤ患者においてメチルフェニデートを使用したところ、やはり衝動的行動、多動、感情の易変性、不注意、ストレス耐性の低さなどの症状が著明に改善しました。またケースによっては合併症であるうつ病、依存症、嗜癖行動、不安障害も改善しました。さらにハロウェルとレイティによる大人のＡＤＨＤの診断基準の項目別の効果をみると図５のような高い比率での改善が認められました。

なお一部のマスコミや一般の人のなかには「メチルフェニデートなどの薬物療法は依存や耐性を引き起こすのではないか」と不安に思う向きもあると思いますが、発達障害者はこれらの薬物によって依存と耐性を生じることはありません。

現時点（平成二十二年一月）では、大人の発達障害へのコンサータ使用は認可されていませんが、今後は彼らの医療や福祉の向上のために認可されることが望まれます。

症状に合わせて最適の薬を選択する

メチルフェニデート以外にも、ADHD・AS治療に効果のある薬はいくつかあり、その人の症状に合わせて適切に使用することが重要です。以下、代表的なものを紹介します。

①SSRI（選択的セロトニン再取り込み阻害薬）

フルボキサミン（デプロメール）やパロキセチンなどのSSRI（Selective Serotonin Reuptake Inhibitors：選択的セロトニン再取り込み阻害薬）は、後述のバルプロ酸などと並びメチルフェニデートに次いで、幅広く使われている薬剤です。

SSRIはその名前のように、セロトニンの再取り込みを阻害して作用する薬物で、大人では一般にうつ病に用いられ、抑うつ気分、不安焦燥感、意欲減退、自殺念慮《ねんりょ》、睡眠障害、自律神経症状に有効です。これまでの抗うつ薬とは異なり、口渇《こうかつ》、目のかすみ、尿閉《にょうへい》(尿意があるのに排尿ができない状態）などの副作用が少ないことから、現在は欧米でも日本でも最も広く用いられています。

SSRIに共通の副作用としては、不定愁訴、動悸、頭痛、吐き気、胃部不快感、下痢、嘔吐、睡眠障害、神経過敏、不安などがあります。

②バルプロ酸（デパケン）

図5　薬物療法によって改善されやすい大人のADHDの症状

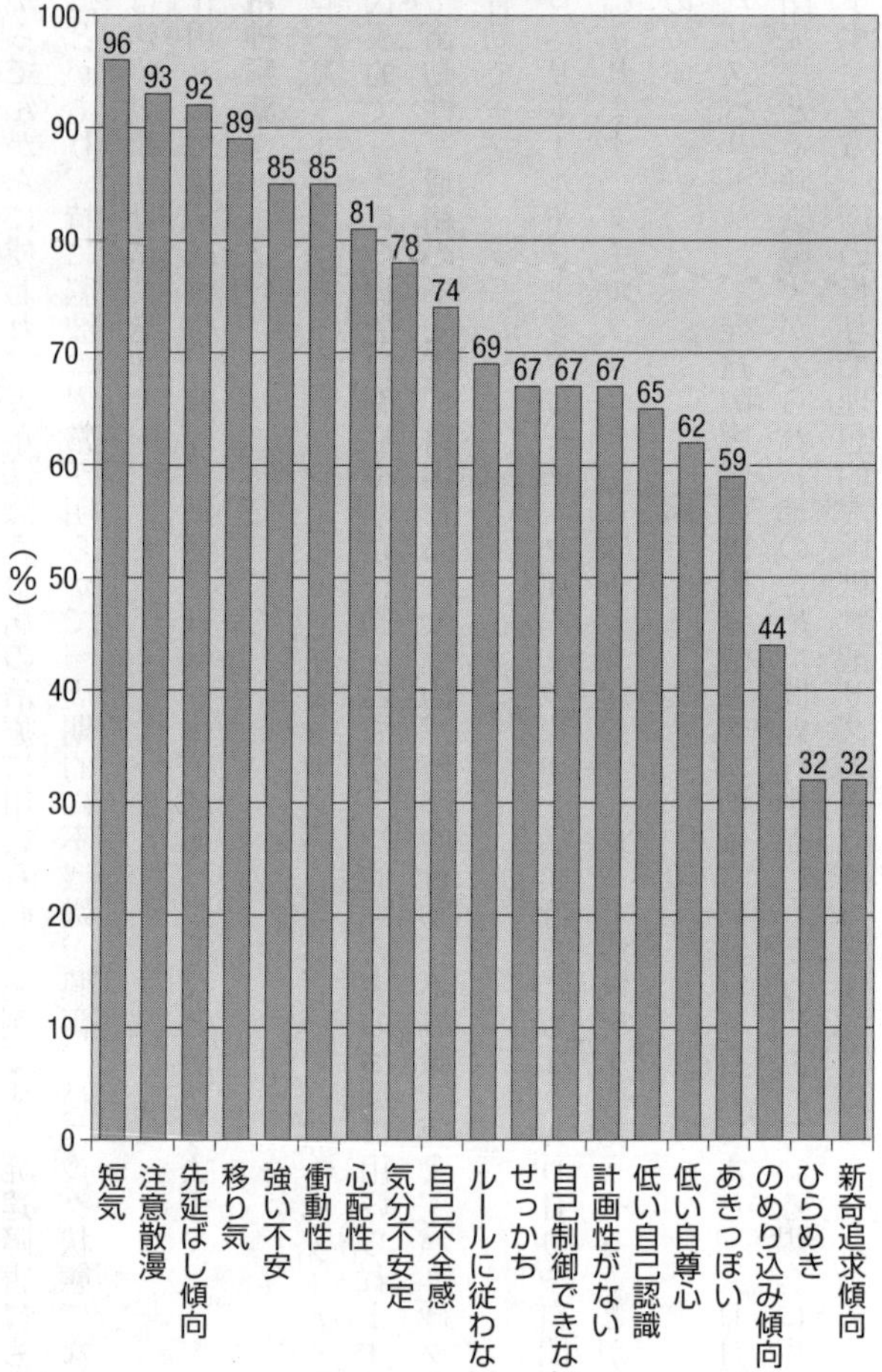

昔からてんかんに使われ、近年は躁うつ病の治療に用いられる薬剤です。発達障害にも有効なことがあり、特に脳波の異常が明らかで、周期的に不機嫌、興奮、パニック状態になる場合は治療効果が期待できます。

副作用としては、吐き気、嘔吐、鎮静、眠気、体重増加、脱毛などがあります。

③抗精神病薬

ハロペリドール（セレネース）、ピモジド（オーラップ）、リスペリドン（リスパダール）などが代表的で、主に低機能自閉症や問題行動をともなう知的障害者の治療に用いられます。多動、衝動性、情緒の不安定、自傷行為、攻撃的、破壊的行動、不機嫌、興奮、パニックなどに有効です。

ハロペリドールやピモジドは、チック症やトゥレット症候群をともなうＡＤＨＤや自閉症に用いられます。メチルフェニデートはチック症やトゥレット症候群を悪化させることがあるためです。

またリスペリドンは、発達障害者の睡眠覚醒リズムの確立に非常に有効であり、ＡＤＨＤや自閉症などで睡眠障害がみられ、そのために問題行動がいっそう目立っている場合に用いられます。夕方一回の投与で理想的な睡眠覚醒リズムが確立できます。

なお、これらの薬剤には副作用として過鎮静、眠気、倦怠感《けんたい》、起立性のめまい、動悸、頻脈、食欲亢進、体重増加、性欲減少、勃起不全などがあります。

④アトモキセチン（ストラテラ）

近年注目されているＡＤＨＤの治療薬としてアトモキセチンがあります。まだ本邦では大人のＡＤＨＤには認可されていませんが、米国などでは大人のＡＤＨＤの治療に用いられて効果が認められています。

アトモキセチンの効果はメチルフェニデートとほぼ同等とされ、副作用も頭痛・吐き気・食欲低下などほぼ同様です。ただ、アトモキセチンは選択的ノルアドレナリン再取り込み阻害薬であるため、メチルフェニデートの依存性に関与すると考えられている側坐核でのドーパミン神経伝達の増強はみられません。

アメリカとカナダのＡＤＨＤ治療のガイドラインでは、メチルフェニデートとアトモキセチンはともに第一選択薬とされ、ヨーロッパでは第一選択薬がメチルフェニデート、第二選択薬がアトモキセチンとされています。

薬物療法が効果を上げたC夫さんの事例

［症例］　C夫　初診時四六歳
［診断］　大人のＡＤＨＤの多動・衝動性優勢型、アルコール依存、タバコ依存、児童虐待
［家族歴］　C夫の父親、姉、長男もＡＤＨＤ。長男は外来に通院中。

C夫さんの長男は小学二年生の頃から多動・衝動性優勢型（ジャイアン型）のＡＤＨＤとして外来に通院して薬物療法を受けていました。

長男は多動、不注意、衝動性、感情不安定、身辺の管理困難、社会性の未熟、学業不振などの症状が認められましたが、メチルフェニデート（リタリン）とフルボキサミン（デプロメール）の併用投与でだいぶ改善されていました。

しかしC夫さんは、子どもが担任から注意や叱責を受けたり、家庭内で些細なトラブルを起こすたびに厳しく折檻《せっかん》して暴力を振るっていました。外来で医師から「子どもの二次障害のリスクが高まるので……」と暴力をやめるよう指導を受けても変わりませんでした。

また自分の仕事のミスを棚に上げ、従業員の些細なミスに癇癪を起こしていました。車の運転も乱暴で、標識の見逃しも多く、何度か事故を起こしていました。忘れ物が多く、身辺の管理や整理整頓もできないため、家事も育児も妻に任せきりでした。

Ｃ夫さんは自己中心的で自分の要求を一方的に言うだけで人の意見はまったく聞きません。妻は息子と同様、夫もＡＤＨＤではないかと疑い、試しに息子の薬を倍量にして飲ませたところ、その日から劇的に「よい夫」になり、一方的に叱ることも暴力を振るうこともなくなり、妻の話を素直に聞くようになったと言います。

それで後日、Ｃ夫さんは妻に連れられて長男の通う病院を訪ねたのです。

医師は既往歴と症状の特徴から大人のＡＤＨＤと診断してＣ夫さんに告げました。そしてＣ夫さんと妻に心理教育を行ない、ＡＤＨＤの原因、症状とそれへの対応、サポートの方法などを説明するとともに、メチルフェニデートとフルボキサミンの投与を開始しました。

その結果、投与当日から衝動性と攻撃性が改善し、家族や従業員の言い分をじっくり聞くようになりました。仕事のミスも減り、忘れ物も少なくなり、車の運転も見違えるほど慎重になりました。それまでひどかったいびきと寝言、寝相の悪さも軽減しました。

またストレスがたまってイライラしたときの過食や、アルコール、タバコ、コーヒーへの依存も軽減しました。Ｃ夫さんは言いました。

「頭のなかが片づいて整理ができるようになってすっきりしました。一つのことにこだわらなくなりました」

薬物療法が効果を上げた典型的なケースです。

[6] その他の治療法――食事療法による治療

発達障害の治療では、食事も極めて重要です。バランスのよい食事を心がけるのはもちろん、必要に応じて健康食品やサプリメントを利用するのもいいと思います。

たとえば、「ピクノジェノール」。松の樹脂（松ヤニ）から抽出するポリフェノールを多く含む抗酸化食品です。西欧や米国では四〇年前から糖尿病性網膜症の治療や血栓症、心臓病などの治療に用いて効果があったとの研究報告があります。

日本ではまだ健康食品の扱いですが、近年、ＡＤＨＤの治療に用いられ、多動、不注意、協調運動能力などに有効であるとされています。

あるいは、アメリカセンタン草、ミカンの粉末、ノミノフスマ、ヨルガオの芽、ジシバリの五種類をブレンドした「ハーブサプリメント」。これは、ＡＤＨＤ、ＡＳ、ＰＭＤＤ（月経前不機嫌性障害）に有効とされています。

またロマリンダクリニック（郡山市）の富永国比古《とみながくにひこ》医師は、ハーバード大学の研究成果を実際の患者に応用し、「複合炭水化物」の豊富な食事を取ることによって血中トリプトファンが増え、ＰＭＤＤの精神症状が大きく改善されることを立証しています。

ここで言う複合炭水化物とは、白砂糖、白米、白い粉のような精製されたものではなく、未精白の穀類や芋類などです。

そもそも日本女性にはＰＭＤＤが少なかったのに近年増えているのは食事の欧米化、つまり高脂肪、高動物性蛋白の食事が原因とされているので、ＡＤＨＤに合併したＰＭＤＤの場合、複合炭水化物の豊富な食事を取るのは、療法として極めて理にかなっているのです。

【２】周囲はどう対応すればいいか？

本章の冒頭で述べたように、発達障害の治療には、本人の気づきや治療に加えて、周囲の人のサポートが必要不可欠です。周囲の無理解が、症状を悪化させることにつながるからです。

実際に、家族のサポートがあった場合とない場合では、治療の効果に大きな差が出ることがわかっています（図６）。

そこで、家族や職場など身近な人がどのように対応すべきかを見ていきましょう。

【1】パートナーや家族の対応

私のADHD体験記――「君は一生運転しない方がいい」

発達障害の克服には周囲の理解と支援が欠かせません。特にパートナーや家族のそれは重要です。それを理解していただくために私自身の体験を少しお話ししたいと思います。

「はじめに」でも記したように、私はADHDの体験者です。

いわゆる「のび太型（不注意優勢型）」のADHDで、子どもの頃から不注意傾向が顕著で、いつもボーッとしていました。授業はいつもうわの空で、爪かみ、貧乏ゆすり、鼻ほじくりなどをしながら、自分の世界にトリップし、空想の世界に遊んでいました。

注意力が散漫ですから、自転車に轢《ひ》かれて前歯を二本折ったり、誰かがバットの素振《すぶ》りをしているところに飛び込んで頭をバットで殴られ、気を失うなど大小の事故が絶えませんでした。忘れ物も多く、整理整頓も苦手。シャツはいつもズボンから出しっぱなしで「お前は何を着せてもだらしない子だ」と母親が嘆いていたのを覚えています。

算数、国語などは人並みにできたので、学習障害は目立ちませんでしたが、暗算が苦手で算盤《そろばん》はまったくダメ。字を書くのも苦手で、いまでも汚いし、書き順もメチャクチャです。

図6　家族のサポートの有無と治療の効果の関係

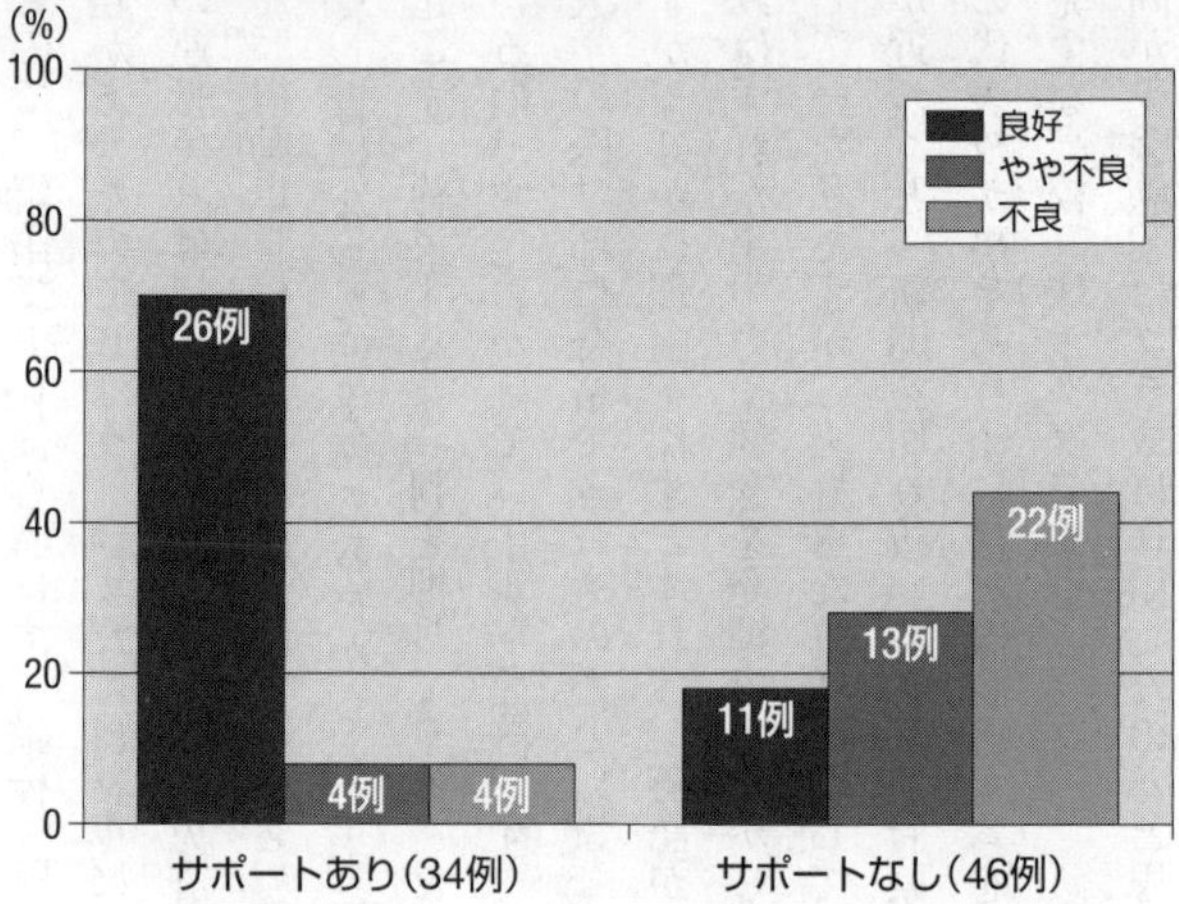

治療への反応性をパーセンテージで表わしたもの。家族のサポートありの場合は反応性が良い。逆に、ない場合は反応性が悪くなる。

音楽や体育もひどいもので、縦笛でドレミも吹けず、鉄棒、跳び箱はほとんどできませんでした。協調運動に問題があったのでしょう。いまだに自転車にも乗れません。

そんな私も自動車の運転免許は持っています。ただし、免許取得後、一度もハンドルを握ったことはありません。自動車学校の最初の路上教習のとき、信号や交通標識を無視して人を轢きそうになり、真っ青になった助手席の教官から、「星野君、君は一生運転しない方がいい。必ず大事故を起こす。約束するなら判を押してやる」と言われ、その助言を今日に至るまで忠実に守っているのです。おかげでゴールド免許です。

こんな私がよくも大学の医学部に合格できたものだといまでも思います。これはひとえに運がよかったからですが、ほかに理由を探すとすれば、英語が多少できたのと、興味や関心のあることには人並みはずれた集中力や執念を発揮できたからかもしれません。

いつもはボーッとしていた私ですが、大好きな野球に関してはまさに「博士」で、たとえば、夏の甲子園大会が近づくと、新聞を切り抜いて各都道府県の予選からの戦いぶりを詳細にチェックし、各地の代表校が出そろう頃には、優勝チームを予想し、いつも数校にまで絞り込んでいました。完全な高校野球オタクです。

そんな過集中の傾向が受験勉強にプラスに作用したのだと思います。

妻は六大臣を兼務するスーパー閣僚

大学には受かったものの、だらしのなさは前にも増してひどくなりました。

子どもの頃から身のまわりの管理能力はまるでなくて、何とか親がかりでやっていたのですが、大学に入ってアパートで一人暮らしを始めた途端、見事なまでに生活は破綻《はたん》していきました。片づけや整理整頓ができないので、部屋はたちまちゴミの山。生ゴミなども捨てればいいのに置きっぱなしでしたから、そのうちウジがわきました。

初めて部屋を訪ねた妹は、その惨状を見て、軽蔑の眼差しでこう言ったものです。

「ここは人間の住むところじゃないわ！」

二カ月以上も平気でお風呂に入らず、ヒゲも髪の毛もボサボサの伸び放題。まるでホームレスで、級友からは「星野はいつも臭い！」と言われていました。実際、道を歩いていると、私のまわりをいつもハエがブンブン飛び交《か》っていたのを思い出します。

大学でも興味のない授業はいつも寝ていましたし、レポートも出さずにほったらかし。おかげである教授に睨《にら》まれて何回テストを受けても合格点がもらえず、危うく留年しそうになったこともあります。ストレスがたまると大酒を飲み、過食に走ったりもしました。

そんな私が、まがりなりにも今日までやってこれたのは、一つには医師という自由業に就くことができたのと、医大を卒業後すぐに結婚して、私の身辺を管理し、支えてくれた妻の存在があったればこそです。

自由奔放《ほんぽう》かつ気ままで、人からあれこれ指図されるのが大嫌いな私は、窮屈な組織人としては到底やっていけないパーソナリティです。その意味では、医師という仕事を選んでほんとうによかったと思っています。

そして何より大きかったのは、そんな私を長年にわたって支えつづけてくれている妻の存在です。

私が家庭内で重要なことだけを決断する「総理大臣」であるとすれば、妻は食事と健康を管理する「厚生労働大臣」であり、金銭を管理し、家計を切り盛りする「財務大臣」であり、車を運転し、電車の切符やホテルの手配などをしてくれる「国土交通大臣」であり、冠婚葬祭などの社交や渉外活動の一切を取り仕切る「外務大臣」であり、二人の息子の教育としつけを担い、いまも見守りつづけている「文部科学大臣」であり、その他の雑務を一手に引き受ける「内閣官房長官」でもあるのです。

実に六大臣を兼務するスーパー閣僚なのです。

何を隠そう、この文章も、私が汚い字で書いた手書きの原稿を妻がパソコンに入力してくれたものが、編集者の手を経て活字になっているのです。この本は、妻がいなければ、けっして世に出ることはなかったわけです。

パートナーの存在とその支援、サポートはかくも大きいのです。

家族は発達障害者にどう向き合い、対応すればいいのか？

発達障害の人がいると、家族は次のような両極端のパターンになりがちです。一つは、発達障害者に巻き込まれ、彼らの乱雑さや突発的な行動に家族全体が振り回され、その後始末に追われる。家族のニーズは後回しにされるため家族の不満がたまる、というパターンです。もう一つは、家族全員が発達障害者のことをあきらめて、無視や放任状態になる。この場合、一人で生きていくしか道はなく、家族から見捨てられたような疎外感を抱く、というパターンです。

こうした両極端で不幸な状況を避けるには、これまで何度も指摘したように、発達障害をよく理解し、受け入れることです。すべてはそこから始まります。

家族は発達障害者にどう向き合い、対応すればいいのか――。ここではキーパーソンである配偶者（夫または妻）に焦点を絞って、そのためのポイントをお話しします。

①夫婦で専門医から説明を受ける

発達障害を夫婦でよく理解し、受け入れるには、専門の医師から話してもらうのがベストです。専門家による客観的で科学的な説明を受ければ、日々、悩まされている問題行動が、本人の性格や努力不足のためではなく、脳の機能障害であり、発達がアンバランスになっているせいだということがよくわかるはずです。

前述のように発達障害に関する書籍を読んだり、自助グループに参加するのも有益です。

②よく話し合い、夫婦の協力関係を築く

まず発達障害が夫婦関係にどんな影響を与えているのか、二人でじっくり話し合うことです。そして、何を変えたいか、変えたくないのか、何を変えてほしいのか、変えてほしくないのか、お互い胸の内をさらけ出して、思っていることを冷静に話し合いましょう。

その際、パートナーは、わからないこと、聞きたいことをどんどん質問してください。ただし詰問《きつもん》口調は禁物。優しく穏やかに聞くのが肝心です。直接聞くのがためらわれるようなことは――たとえば性的なこと。特にＡＤＨＤの人は過剰に求めたり、セックスレスだったりと問題を抱えていることが多い――、手紙やメールでたずねてもいいと思います。

そうやって少しずつ理解を深め合っていきます。そして、いままで気づかなかった長所などを見つけたら、「へえ、すごいね！」と褒めてあげましょう。発達障害のある人は、素直ですから、褒められると能力をさらに発揮するようになります。

ただし、もっとお互い理解したいからと、四六時中、一緒にいるのはダメ。冷静に自分を省《かえり》みる時間は、お互い必要です。特に発達障害者は、一人で静かになれるクールダウンのための時間と場所が必須です。その点の配慮を忘れないようにしてください。

というのも、どちらかが発達障害を抱えている夫婦は「共依存」の関係になりやすいからです。共依存とは簡単に言えば、障害のある方は何かあるとすぐにパートナーのせいにし、パートナーはみんな私が悪いとすべての責任を背負い込むような関係です。

これを防ぐには、お互い干渉しすぎないこと、自立を促す努力も忘れないことです。

③いざというときのために夫婦だけでわかるサインを決めておく

発達障害のある人は人付き合いが下手です。このため社交の場ではどう振舞えばいいかわからず、しばしば礼を失するような言動をしたり、パニックになったりします。

そこでパートナーは、友人知人、仕事関係の人などに、「夫（妻）が何か失礼なことをするかもしれませんが、けっして悪気はなく、たんに人間関係がうまく築けないだけですから」と、あらかじめ知らせておくといいと思います。

パートナーが会食などに同席する場合も、事前にそうした情報を伝えておくといいでしょう。そうすれば、おかしな振舞いがあっても、誰もさして気に留めません。

とはいえ、そのまま放っておくのではなく、礼を失するような振舞いをしたときは、「ああいうときは、こうするものよ」とパートナーがそっと教えてあげましょう。

発達障害者がパーティなどに出席するときは、なるべく人の少ない部屋の隅に席を取ったり、誰かと話すときはなるべく聞き役に回るなどが鉄則です。

それでも大人数でのパーティなどは、彼らにとって大変なストレスですから、どんなに注意をしていても、イライラしたり、感情が爆発しそうになったりします。

そんなとき、「そろそろ何かやるかも」というのはパートナーであれば、日頃の経験から何となくわかるものです。そこでパートナーも同席するなら、そういう気配を感じたとき、「そろそろ危ないから部屋の隅に行ってクールダウンして」などと促せるように、あらかじめ夫婦だけでわかる合図（サイン）を決めておくといいと思います。

④苦手な段取りや片づけは紙に書き出して整理する

発達障害者が日常生活でいちばん困るのは、家事や仕事に優先順位がつけられず、一度始めたことが最後までやり遂げられないということです。

これを解決するには一にも二にもスケジュール管理を徹底することです。それには前にも述べたように、その日、その週、その月にやるべきことを紙に書き出し、目につくところに貼ること。そして締め切りから逆算して、◎○△などで優先順位をつけ、あれこれ手を出して混乱しないようにすること。ときどき夫婦でそれをチェックすることです。

これだけで物事はかなり整理されます。あとは、一度始めたことが最後までやり遂げられるように、パートナーが実現可能な作業の配分を考えるなど、ゴールまでの道筋をつけてあげるといいと思います。

発達障害者は片づけや整理整頓も大の苦手です。この対策としても家事や雑用の作業リストを作って、壁に貼り出すといいでしょう。できること、難しいこと、できないことなどを考えて優先順位をつけ、必要に応じてパートナーが代わってやります。

発達障害者は、そうやってスケジュール表や作業リストを作っても、やるべきことをしばしばすぐに忘れてしまいます。そこで、やるべきことは手帳や携帯電話などにも書き込むようにして、いつでも確認できるようにしてください。携帯電話のアラーム機能などを使って、ど忘れ防止にするのも手軽でいい方法だと思います。

それからもう一つ。発達障害者は、いま何をしようとしていたのか、次に何をしないといけなかったのか、そんないまのいままで考えていたことさえ、簡単に忘れてしまうので、常に手元にメモ帳や携帯電話などを置いて、それらを書き留められるようにする必要があります。

そこでパートナーは、車や寝室、キッチン、トイレなどにメモやノートとペンを置いて、夫（妻）が思いついたことなどをいつでも書き留められるようにしてあげてください。そして、ときどき一緒にチェックするといいと思います。

［2］職場の上司や同僚はどう対応すればよいか

遅刻ばかりしている。頼んだ仕事はいつまでたっても終わらない。そのくせ人の言うことはちっとも聞いていない——。これではどれほど忍耐強く、情に厚い上司や同僚でも、とっくに堪忍袋の緒は切れているはずです。

しかし、それは彼らのやる気のなさや性格の問題ではなく、発達障害という脳の機能障害のせいです。発達障害の人が、職場でうまくやっていくためには、まずその事実を自ら認め、受け入れること。そして、パートナーや家族だけでなく、職場の上司や同僚にもその事実を知ってもらい、協力を仰ぐことです。

『ＡＤ／ＨＤ＆ＢＯＤＹ――女性のＡＤ／ＨＤのすべて』（花風社）の著者キャスリーン・ナデューは、発達障害のある人が職場に適応するためには、上司や同僚に次のような点について協力を求めるべきと指摘しています。発達障害者を部下や同僚に抱える人はぜひ参考にしてください。

①多動で落ち着きがない場合

・からだの動きの多い仕事に就かせてもらう。
・長時間のデスクワークでは、短い休憩をとって職場を離れることを認めてもらう。

②不注意傾向や注意散漫傾向がある場合

・誰にも邪魔されない一人だけの時間と空間を一定時間持てるようにしてもらう。
・集中力が必要な仕事をするときは、職場の空き部屋を使用できるようにしてもらう。

・まわりの音を遮断《しやだん》するため、耳栓やヘッドホンの使用を認めてもらう。

・人が少ない時間帯に働くフレックスタイムを認めてもらう。

・居眠りや不注意による能率低下やミスが多い場合は、自分が興味や関心を持って仕事に没頭できる職場への配置換えを認めてもらう。

③企画を立てるのが不得手な場合

・発達障害者はひらめきのあるアイデアマンなので、アイデアを企画として形にするのが得意な同僚と組ませてもらう。

④時間の管理ができない場合

・一日のなかに過密なスケジュールを入れないようにしてもらう。

⑤仕事の先延ばし傾向がある場合

・締め切りを決めてもらう（「あなたのできるときでいいよ」と言われるのは、発達障害者にとって「いつまでたってもできない」のと同義）。

・信頼できる人とチームを組んで、仕事の役割分担をしてもらう。

⑥ストレス耐性が低い場合

・大きな緊張やプレッシャーを強いられるような仕事は回避させてもらう。

・自分だけの時間と場所を用意し、好きなように仕事をさせてもらう。

⑦職場の人間関係がうまくいかない場合

・無礼な振舞いがあったとしても、悪気はないことを理解してもらう。

・管理職にはつけないようにしてもらう。

・一人で自由にできる仕事に就かせてもらう。

・上司が発達障害に理解がない場合は、理解のある上司がいる職場へ異動させてもらう。

⑧忘れっぽい場合

・複雑な仕事ほど忘れやすいので、そういう仕事には就けないようにしてもらう。

・忘れないように作業などを指示してくれる人をつけてもらう。

・情報はメールのように記録に残るもので送ってもらう。

第6章　磨かれていない原石

——発達障害者が持っている才能を生かすには

ベートーヴェン、アインシュタイン、ピカソも発達障害だった

発達障害のある人は、磨かれていない原石です。

彼らは、脳の発達がアンバランスで、物を片づけたり、約束の時間を守ったり、メールをもらったら折り返し返事を出すなど、普通なら誰でも簡単にできることができずに職場や家庭などでしばしば大変な苦労を強いられます。

しかし、その一方で彼らは、多くの素晴らしい長所も持っているのです。

たとえば、自分の興味や関心のあることには誰にも真似できないほど夢中になれる人並み外れた集中力（過集中）や好奇心（新奇追求傾向）があります。誰も思いつかないような「ひらめき（インスピレーション）」を発揮することがあるのも大きな特長です。

気持ちが素直で、表と裏がなく、腹黒い下心などを持たないため、褒められると「疲れを知らない子どものように」頑張れるのも優れた特性の一つです。

こうした長所を持つ彼らは、一つの技能や領域などに興味や関心を持つと、すべてのパワーとエネルギーを傾注し、邁進《まいしん》するため、優れた技師、学者、研究者、画家、音楽家、芸術家などになることがしばしばあります。

実際、歴史に名を残す偉人や天才には発達障害を抱えていたとされる人物が多く、音楽家

のベートーヴェンやモーツァルト、科学者のエジソン、アインシュタイン、レオナルド・ダ・ヴィンチ、画家のピカソ、ダリなどはその典型と言われています。

下品な癇癪持ちだったモーツァルト

たとえば、古典派音楽の大成者として知られる大作曲家、ヴォルフガング・アマデウス・モーツァルトは、典型的な発達障害であったとされています。

彼の伝記を書いたディーター・ケルナーらによれば、彼は成人してからも落ち着きがなく神経質で、いつも手を動かしたり、せっかちに動き回ったり、急《せ》き込むように話したりしたようです。気分は不安定で、陽気にしていたかと思えば、突然、落ち込んだり、怒りにかられて悪態をついたり、急に女性的な優しさを見せたりもしたといいます。

また彼の友人だったテノール歌手のマイケル・オ・ケリーの回想によれば、ふだんはぼんやりしていても、ひとたび音楽に向き合うと、彼の顔には燃えるような天才のまばゆい輝きが宿ったと述べています。

癇癪を起こしたり、下品な物言いでも有名で、大司教や興行主と大喧嘩をして、「くそを垂れてやる!」とか「オレのケツをなめろ!」などと怒りをぶちまけていたそうです。対人スキルは極めて低かったようですが、根っからの女好きで、女性関係は自由奔放、天真爛漫《てんしんらんまん》で、相当に盛んであったようです。

身のまわりのことはまったく不得手で、整理整頓は妻のコンスタンツェに任せきり。その妻も浪費家だったため、金銭管理ができず、高額消費などを繰り返したあげく、賭けビリヤードなどの賭け事にも走ったため、晩年は借金と貧困に苦しみました。

彼の小児期からの多動、衝動性、情緒不安定、特定の物へのこだわり、大人になっても子どものような屈託のない天真爛漫な気性は、まさにADHDそのものです。

簡単な足し算もできなかったピカソ

キュビスムと呼ばれる現代抽象絵画の道を開いた天才画家としてあまりにも有名なパブロ・ピカソもまた、発達障害であったことが知られています。

子どもの頃から落ち着きがなく、小学校では勝手に教室を歩き回って、よく怒られていたようです。せっかちな彼にとって授業の一時間は永遠と思えるほど長く、それを唯一慰《なぐさ》めてくれたのが絵で、彼は教科書の余白を人や動物の落書きで埋めつくしていました。

彼の学校では、悪いことをすると「独房」に入れられたのですが、彼は好きな絵が好きなだけ描けるので、わざと悪いことをして「独房」に入ったりもしたそうです。野良猫を殺したり、二階から通行人に石を投げてぶつけるなど、衝動性と攻撃性も目立ちました。

絵を描くのは大好きで「独房」入りを願うほど夢中になれるのに、勉強となるとまるで集中できず、成績もさっぱり。子どものうちは読み書きや計算がまったくできませんでした。典型的なＬＤ（学習障害）です。

何しろ形ばかりの中学受験で簡単な足し算の問題が出たのですが、それさえできず、試験官が哀れに思ったか、そっとカンニングペーパーを机に置いてあげたにもかかわらず、しばらくそのカンペにすら気づかなかったといいます。のちに彼は「カンニングするにも集中力が必要だとわかった」と冗談のような言葉を残しています。

とにかく、何か思いついても、それをやり終える前に、すぐに別のことを始めるので、なかなか一つのことを最後までやり遂げることができず、誰かと話していても話題がころころ変わるため、相手は話についていくのが大変だったようです。

自己主張が強く、何事も白黒はっきりさせないと気がすまない、およそ協調性とは無縁のタイプでした。女性関係は自由奔放、愛人を次々に替えています。

物忘れもひどく、すぐに忘れてしまうため、思いついたらその場で書き留められるように、いつもポケットに小さなノートとペンを入れていたといいます。

こんな調子ですから、身のまわりの管理などできるはずもなく、部屋は乱雑の極みで、その無秩序ぶりはすさまじいものがあったようです。物を捨てることができず、「いつか使えるはず」と思い、何でもかんでも取っておいたからです。

それらは普通の人にはただのガラクタかありふれたものにしか見えませんでしたが、彼はそれらを使って常人には理解不能なオブジェなどを作っていたのです。

これはＡＤＨＤ特有の新奇追求が発揮されたためで、その集大成がピカソの代名詞とも言うべきあのデフォルメされた画法であり、数々の芸術作品だったのです。

才能を生かすための三つのポイント

このように歴史上の偉人や天才には発達障害を抱えていた人が少なくありません。

日本の歴史を振り返ってみても戦国時代に「天下布武《てんかふぶ》」を掲げて登場した織田信長《おだのぶなが》をはじめ、エレキテルで有名な江戸中期の奇才・平賀源内《ひらがげんない》、幕末に誰も思いつかなかった薩長連合を結ばせた坂本龍馬《さかもとりょうま》、実に一九カ国語を操ったという明治の博学の巨人・南方熊楠《みなかたくまぐす》など発達障害であったとされる偉人や天才はたくさんいます。

このように、発達障害のある人はまさに磨かれていない原石そのもので、彼らの長所を上手に生かせるなら、水を得た魚のように、その才能を開花させる可能性があるのです。

では、実際に発達障害者の才能を生かすには、どうすればいいのでしょうか？

何より大事なことは、

①発達障害者の特性と適職を知る
②専門教育でサポートする
③就労支援とキャリア・ガイダンスに努める

という三つのポイントです。

以下、具体的に見ていきます。

(1) 発達障害者の特性と適職を知る——専門的な知識や技能を生かす

「百芸は一芸の詳しきに如《し》かず」とはまさに至言で、何でもできる器用貧乏は、一つの専門的な知識や技能を持つ人には及ばないものです。実際、多少偏屈な変わり者でも、そうした専門能力が評価され、世の中で重用《ちょうよう》されている人はたくさんいます。

一般に発達障害者は、常に刺激を追い求め、普通の人なら避けて通るような危険にも立ち向かう傾向があります。このためトム・ハートマンが著書『ADD／ADHDという才能』（ヴォイス）で指摘しているように、発達障害者には強い刺激と変化に満ちた職業が向いており、毎日ワンパターンな仕事は退屈ですぐに飽きてしまいます。

たとえば、知的専門職を代表する弁護士であれば、法廷弁護士が向いており、毎日座って分厚い書類に目を通す企業弁護士は向いていません。

医師ならば、外科医か救命救急医が向いており、実際、米国のER（Emergency Room：救命救急室）で働く救命救急医にはADHDが多いそうです。

このほか刺激的でときに危険をともなう仕事として、警察官、消防士、新聞・雑誌の記者、作家、ジャーナリスト、報道カメラマン、各種ディレクターやプロデューサー（テレビ、ラジオ、映画など）などにADHDが多く、かつ優れた能力を発揮しています。

また発達障害者は、視覚的な思考に長《た》けている人が多いことも知られています。自分の考えを言葉でうまく表現するのは苦手ですが、具体的で視覚的なイメージに置き換えるのは一般の人よりはるかに得意です。

このため彼らには、カメラマン、イラストレーター、スタイリスト、漫画家、画家、建築業全般（建築・設計技師、大工など）、コンピューター・プログラマー、CGアニメーター、広告関係全般、ファッションやグラフィックなど各種デザイナーといった職業が向いています。

このほか彼らの大きな特長の一つである「ひらめき」を生かすには、科学者、研究者、発明家などが適職ですし、対人関係や組織の人間関係などにあまり煩《わずら》わされることなく専門的な知識や技能を生かすには、税理士、会計士、図書館司書、調律師（ピアノなど）、校正者、翻訳家、自動車整備士などが向いていると思います。

逆に発達障害者に向かない仕事としては、

・高度な協調性や熟練した対人スキルが要求される営業関係や接客関係
・優れた管理能力が要求される人事、経理、総務関係
・ミスが大事故に直結するような交通、運輸関係（運転士、パイロット、航空管制官など）
・複数の要求を同時にこなす必要がある飲食関係（コック、ウェイター、ウェイトレスなど）
・フライト変更など不測の事態への臨機応変な対応が求められる旅行関係（代理店など）
・日々相場がめまぐるしく変わる金融関係（株、為替、先物など）
・常に柔軟な対応が要求される各種の予約係や顧客窓口（コールセンターなど）

などを指摘することができます。

(2) 専門教育でサポートする——学生生活における四つの問題

発達障害者が前記の適職に就くには、その分野の専門的な知識や技能、資格などを身につけるために専門学校や大学（場合によっては大学院）を修了する必要があります。

しかし彼らは、授業に集中できないなどさまざまなハンディキャップがあるため、せっかくそうした高等専門機関に進学しても中途退学してしまうことが少なくありません。

発達障害のある学生が抱える問題としては、主に次の四つの点が指摘できます。

①対人関係や大学での生活上のトラブル

友人とうまく付き合えない、約束を守れない、借りたものを紛失する、孤立している、サークルでトラブルを起こすことが多いなど。

②学業上の問題

講義についていけない、ノートが取れない、レポートなどの提出期限を守れない、科目履《り》修《しゅう》の管理が困難、授業中に的外れな質問をして授業を中断するなど。

③行動、情緒《じょうちょ》面の問題

物事が思うようにいかないとパニックになる、自己主張が強く自制心に欠ける、気持ちが落ち込みやすい、自尊心が低く自分はダメ人間だと訴える、感情の起伏《きふく》が大きい、カッとなって暴言を吐いたり暴力を振るうなど。

④就労の問題

進路が決められず就職活動がうまくいかない、面接で断られる、やりたい仕事が見つからない、将来に対して漠然とした不安がある、高い対人スキルを要求される職種を選ぼうとして失敗を繰り返すなど。

筆者の所属する福島学院大学の大学院生である安田頼子《やすだよりこ》さんと中西弘則《なかにしひろのり》教授は大学生の喫煙とADHD傾向との関連性を調べるため、当大学と関東圏の四つの大学（日本大学、埼玉大学、神奈川大学、白鵬大学）の学生四一一名を対象としてウェンダー・ユタADHD評価尺度（WURS）と喫煙との関連性を調査したので、その結果を紹介します。

調査では四一一名中九三名（二二・六％）の大学生がWURSで四六点以上を示し、ADHD傾向がありました。四つの大学間の差異はほとんどありませんでした。男女差をみると男子学生は不注意優勢型が多く、女子学生は多動・衝動性優勢型が多いというこれまでの米国などの報告とは異なっていました。

症状をみると、ADHD傾向を有する学生はそうでない学生と比べて喫煙者が多い傾向にあり、易怒性（怒りっぽい傾向）、衝動的傾向や学業不振の傾向が強く、自尊感情（自己評価）

が低く出ました。これらはいずれも女子学生の方が男子学生より著明にみられました。

以上の結果は、本邦においてもＡＤＨＤ傾向を有する大学生は、そうでない学生と比べて不適応を起こすリスクが高いことを示唆しています。

これらの問題を抱えたまま学生生活を送るのは極めて困難であり、発達障害のある学生には教育上の特別な配慮がどうしても必要になります。

そこで、たとえば大学では、発達障害のある大学生への支援策として、

・カウンセリングを行なう
・必要な単位や履修科目、時間割などを一緒に考える
・別室で補習を行ない、講義に代える
・定期試験に別室を用意する
・講義中の一時退出を認める
・クールダウンのための部屋を用意する
・ワイヤレスヘッドフォンを着用し、マイクを通した教員の声だけ聞こえるようにする
・講義を録音し繰り返し聞けるようにする
・文字を読み上げるパソコンソフトを利用する

・デジタルカメラで板書を撮影する
・口頭試問などに解答方法を変更する
・試験をレポートで代替する
・レポートの提出期限の延長を認める

などの学習支援を行なっているほか、日常生活の支援として自己管理や社会的スキルを指導したり、就職支援として履歴書の書き方や職業適性の指導、ハローワークなどの外部リソースやキャリアカウンセラーとの提携、障害者手帳の取得指導や地域の障害者職業センターの紹介などが行なわれています。

発達障害のある学生にとって最も望ましいのは、

①まず本人が自分の抱えている問題に気づくこと
②専門医の診断を仰ぎ、医学的・心理学的治療がなされること
③その上で大学側と支援のための密な連携がなされること

です。

発達障害のある子どもを大学などに進学させる場合は、特に③は大事なポイントになります。大学はどのようなサポートをしてくれるのか、どれだけ密な連携を取ってくれるのか、

どこまで要望をきいてくれるのか、親としても十分に確認する必要があります。

その点に関連して実に興味深い事例がありますので参考までに紹介しておきます。

教師のためのマニュアルを作って支援

金沢大学子どものこころの発達研究センターの高橋和子《たかはしかずこ》氏は、京都大学に入学した自分の息子のために独自の特別支援教育プログラムを作成し、大学での支援システムの確立を学生相談センターに依頼して成功しています。

まず高橋氏は、京都大学での他の障害者に対する支援システムを調べた上で、他の大学の障害者支援援助状況を研究しました。また京都大学医学部附属病院の岡田《おかだ》俊《たかし》医師と相談し、「教師のための高橋K（※息子の名前。以下K）理解支援マニュアル」を作成しました。

高橋氏のマニュアルは多岐にわたりますが、まず担当教員やサポートするスタッフへの要望として、「Kは威圧的で怒鳴る人を嫌う」という対人関係の問題があることを指摘し、教員に配慮するよう依頼しました。また、Kが問題解決不能に陥ったときは、即座に相談に行く場所ないし決まった人が必要であることを伝えました。

さらに「Kサポートチーム会議」を開くようにお願いしました。メンバーとして担当科の教員、事務、学生相談室のカウンセリング・スタッフなど十数名が選ばれ、担当教員はＫの出身校に出向き、聞き取りや支援についての情報収集までしてくれたと言います。会議では問題行動（パニックなど）に陥ったときに避難する場所の確保や助けを必要とするときのキーパーソンの設置なども検討してくれました。

またレポート作成について、Ｋは強迫的なほど正確で検証が多く、詳細な考察を加えたレポートは書けますが、必要以上にレポートのボリュームが多いため、仕上げるスピードが遅く、レポート提出期限を守れないことがあるので、個別の配慮を依頼しました。

さらに授業と実験については、Ｋは聴覚過敏があるため、授業中の私語があると教官の授業が聞き取れないので、授業中の私語は厳禁にしてもらい、実験グループは私語をしない学生のグループを編成してもらうように依頼しました。

最後に進路と就労支援については、修士（大学院）まで進学することを目標にして、Ｋと相性のいい指導教官を選択してもらえるよう依頼しました。就労については広汎性発達障害者の就労の困難さを理解し、就労までにさまざまな準備が必要であり、本人の適性、就職先の理解、対人環境などをともに考慮してもらうよう依頼しました。

二〇〇七（平成一九）年に〝大学全入時代〟に突入して以降、全国の大学や専門学校への発達障害者の入学が増えています。

彼らにきめの細かい支援を行なうには、大学の教員やスタッフ（特に学生相談室の相談員など）が研修会などを通じて大人の発達障害について理解を深めておく必要があります。また学内外の専門医や心療内科医との連携プレーも重要になります。

なお、発達障害のある学生支援については、国立特別支援教育総合研究所が発行しているガイドブックやケースブックなどが詳しく、参考になります。

（3）就労支援とキャリア・ガイダンス——発達障害者がニートになりやすい理由

大人の発達障害者は、社会への適応レベルや職業、年収が千差万別で、人生の満足度に大きな違いがあります。たとえば、ＡＤＨＤやＡＳの人のなかには社会で大活躍して尊敬を集め、高収入を得ている人もいれば、社会の落伍者となり四〇代になっても定職に就かないニートもおり、その境遇にはまさに天と地ほどの差があります。

この差はいったいどこからくるのでしょうか？

これは、一つには彼らがもともと抱える発達障害の程度や合併症の有無、程度にもよりますが、もう一つ大事な論点として、その人に合った適職に就けたかどうかという職業選択の問題を指摘しなければなりません。

社会不適応の極端な例である「ニート」は、近年の総務省統計局の調査では約八九万人いるとされます。ニートに占める発達障害者の割合は、厚生労働省の調査では二割強ですが、約八割とする別の調査もあり、正確なところは不明です。

ただし、筆者は現在、外来でニートの人を一五〇名ほど診ていますが、そのほとんどは発達障害者であり、臨床的には後者のデータの方が実態に近いと思います。

発達障害のある人は、もともと自分を客観的に見つめたり、得手不得手を理解したり、長期的な人生の目標やビジョンを描いたりするのが苦手です。

基本的に目先のことしか考えられず、たとえ長期の目標を立てたとしても、それに向かって長期間努力することができません。

このため、その人ならではの才能や長所があるにもかかわらず、自分の欠点ばかりが目立つような職業に就いて、仕事がうまくいかなかったり、職場になじめなかったりして、転職を繰り返したり、ニートになったりするケースが多いのです。

しかし、彼らは本来、興味や関心のあることであれば、情熱を傾け、黙々と努力することができます。それは彼らが得意なことで、優れた才能が隠されている可能性がある部分ですから、ほんとうであれば、それを上手に引き出し、育てるような教育的な支援がなされるべきなのですが、残念ながら現状ではまだまだ不十分と言わざるを得ません。

また発達障害者は、小児期から学習障害や認知障害を持つケースが多いため、英語、数学、国語などの基礎的能力を必要とするような職種に就いてもなかなか熟練できないという問題も抱えています。これも就労における一つの大きな壁です。

発達障害者の就職で何より大事なのは「自分を知ること」

一般に発達障害のある学生は、就職を考えるとき、

- 履歴書が書けない
- 就職活動の手順がわからない
- 自分がどのような職業に就きたいかはっきりしない
- 自分の適性がわからず、不向きな職業を希望する
- 何度も面接試験で失敗するため、落ち込んでやる気をなくしてしまう

などの問題にしばしば直面します。大学などで発達障害者への就労支援やキャリア・ガイ

ダンスが必要になるからです。まさにこのような問題があるからです。

発達障害者の就職で何より大事になるのは、

①本人の興味や関心

②職業適性（発達障害者にとっての向き不向き）

③作業特徴（手先の器用さなど）

などをトータルに考えて、自分はどんな仕事に向いているのか、向いていないのか、それを客観的な事実として知ることです。

大学などで最も力を入れているのもこの部分で、本人の興味や希望、能力、職業知識などを総合的に考え、適職が見つけられるよう、さまざまな支援を行なっています。

なかには在学中のアルバイト経験を社会に出る前の準備として活用しているところもあります。多くの人と一緒に働くことで、他人との違いがわかりますし、対人スキルやさまざまな作業への対応力など自分の得手不得手も経験的に知ることができます。

また履歴書の書き方を教えたり、面接の事前練習を通常よりも丁寧に何度も行なったり、公共のマナーやみだしなみ、コミュニケーションの取り方を指導するなど就職活動の実際についても相談や助言を行なっているところもあります。

なかなか就職が決まらない場合は、各地の障害者職業センターなどと連携し、職業リハビリテーションを行なっているところが多いようです。

職業リハビリテーションとは、障害者に対して職業指導、職業訓練、職業紹介その他を講じ、職業的な自立を図ることです。

具体的には各地の障害者職業センターなどで職業準備支援のための講座（作業支援、事業所見学、職業講話、通勤指導など）を受け、就職活動や職場での生活がうまくいくように職場のルールや作業遂行力、適切な態度など基本的な労働習慣や職業に関する知識を身につけることになります。

対人スキルがひどく苦手な場合は、自立支援カリキュラムを受けてＳＳＴ（Social Skills Training：社会生活技能訓練）などが行なわれます。これには基本的な挨拶の仕方、電話の応対、報告・連絡・相談の仕方、上手な断り方などが含まれます。

実際に就職できそうな職場が見つかったら、発達障害者（プラス家族）と事業所の双方がジョブコーチ（職業適応援助者）のサポートを受けるのが理想です。

彼らは、事業所、障害者、家族に対してそれぞれ次のような支援を行ないます。

①事業所への支援……障害者に対する理解促進、職務内容の設定、職業指導、家族との連携

など

②障害者への支援……人間関係の形成、職場でのコミュニケーション、職務遂行、支援ツールの作成、通勤指導など

③家族への支援……障害に対する理解促進と企業との連携など

なお、職業リハビリテーションやジョブコーチのサポートは、新卒の発達障害者だけでなく離職して再就職先が見つからない既卒の発達障害者にとっても有効な就労支援となります。

(4) 幸せな家庭が治療につながる――恋愛・結婚・育児での注意点

発達障害者にとって恋愛と結婚、育児は極めて重要な問題です。

せっかく望むような仕事に就くことができても、これらの問題で躓《つまず》くと、仕事もうまくいかなくなり、ストレスなどからアルコールなどの依存症になる恐れもあるからです。

これまでたびたび述べてきたように、そもそも彼らは、一般の健常者と比べて夫婦の不和や離婚、家庭崩壊、ＤＶ、児童虐待が圧倒的に多いのが実情です。

パートナーを得ることも含め、強い対人欲求を持つにもかかわらず、それを満たすに足るだけの対人スキルを持たないケースが多いからです。

このため、相手が婉曲《えんきょく》に交際を断っているにもかかわらず、そのサインが理解できずアプローチを続けたり、通常の親切心からの行ないを自分への好意と勘違いして、手紙や電話、メールなどを大量に送ったり、執拗《しつよう》に相手を待ち伏せしたりして、相手からストーキングとみなされることもあります。

性交渉の場面でも、一つになることへの心理的な受容や安心感よりも、身体的な接触を通した圧迫や触覚への指向性がしばしば前面に現われることがあります。有《あ》り体《てい》に言えば、心よりからだのセックスです。一方で性に対して極めて淡白なケースもあります。

ただし、これらは発達障害に気づかず、治療も受けずに成人して周囲のサポートも得られなかった場合です。筆者の経験では小児期から治療したケースや大人になっても深刻になる前に治療を始めた場合は、これらの問題を示すことなく、幸せな恋愛、結婚、育児ができている場合がほとんどです。

結婚した後でパートナーの発達障害に気づいた場合は、ハンディを理解し、受け入れ、サポートすることが何より重要になります。炊事、洗濯、掃除はもとより、日常生活全般の管理から育児や近所付き合い、冠婚葬祭まですべてに協力する必要があります。

特に女性の発達障害者の場合は、家事や育児などへの負担が大きいため、結婚生活の維持には夫の全面的なサポートが不可欠です。

以下、女性と男性の恋愛や結婚などの傾向と注意点をまとめておきます。

女性の注意点——ダメ男とばかり付き合ってしまうのはなぜ？

女性のＡＤＨＤは不注意優勢型が多く、強い不安感と低い自己評価のため、傷ついたり誤解されるのを恐れて、なかなか深い友人関係や異性関係を築けません。たとえ恋愛関係に発展したとしても、しばしばすぐに壊れてしまい、長続きしません。

また、ＡＤＨＤの女性は自己評価が低いので、普通の女性なら敬遠しそうな「ダメ男」でも受け入れてしまう傾向があります。

相手に多くを求めず、「これくらいでいいか」と妥協してしまうのです。あるいは「誰にも相手にされなかったらどうしよう」との思い（不安や孤独）から、理想的な男性でないと知りつつ離れられない場合もあります。「誰もいないよりはまし」と思うのです。

一方で恋愛依存症になるケースもあります。男と女は親密になる蜜月（ハネムーン）期がいちばん楽しく幸せで、心理的、生理的に強烈な快感をともないます。このためＡＤＨＤの女性のなかには蜜月期の〝ラブラブ〟の刺激がほしくて次々と相手を替える人もいます。

このようなケースではカウンセリングで自分を見つめ直すことによってセルフコントロールする力を身につけた方がいいと思います。最近は恋愛・セックス依存症の自助グループもあります。詳細は拙著『依存症の真相』（ヴォイス）を参照してください。

もう一つの問題として発達障害の女性は、しばしば結婚、出産後、児童虐待の加害者になるという点です。乳児は「笑う」「泣く」といった行為で多くの要求や感情を表現します。親はそうした非言語の手がかりを通して子どもの内面を推測しなければなりません。

しかし発達障害者、特にASの人にとって、これは極めて不得手なことであり、乳児の要求や感情表現がわからずパニックになり、不安や抑うつなどの精神症状を示すこともあります。子どもが生まれれば、育児だけでなく、近隣の親たちとの関わりも増えます。

これらの難題を乗り越えるには、専門医による適切な治療（薬物療法、カウンセリング、心理教育など）とともに、パートナーや舅《しゅうと》、姑《しゅうとめ》などの理解とサポートが不可欠です。

男性の注意点――依存症やパーソナリティ障害の合併が家庭を壊す

男性の発達障害者も不和や離婚が多く、しばしばDVの加害者になります。ただし、結婚して子どもをもうけても、育児は妻任せで、むしろ放任的なことが多いので、女性のように児童虐待に走ることはあまりありません。

不注意優勢型のADHDの場合は、女性と同様、自信のなさや強い不安感から、恋愛や結婚に対して極めて消極的です。これに対して多動・衝動性優勢型や混合型の場合は、女性ほど自己評価は低くなく、むしろ自己愛的で、恋愛も結婚もしばしば積極的です。

女性の発達障害は、うつ病や不安障害をよく合併しますが、男性の発達障害は各種の依存症やパーソナリティ障害を合併することが多く、その場合は極めて治療が困難です。

なぜならそれらの精神疾患を合併した人は、その多くが原疾患の発達障害に気づかず、依存症やパーソナリティ障害の自覚もないため、治療への意欲がほとんどないからです。

こうなると家族はもちろん、周囲にとっても実にやっかいな存在で、「大変扱いにくい人」になってしまいます。このためどうしても離婚率や離職率が高くなります。

ただし、本人が現実に気づいて自分を見つめ直すことができれば、治療の効果もあがり、改善する可能性は十分にあります。

このように、本書で何度も述べたように、大人の発達障害の治療はすべてを認めて（認知）、受け入れること（受容）から始まるのです。

〈星野仁彦医師が診察する病院・クリニック〉

筆者の星野仁彦の診察と治療を希望される方は次の病院またはクリニックにご連絡ください。

星ヶ丘病院

〒963-0211　福島県郡山市片平町字北三天７番地

電話　024-952-6411

(完全予約制です)

ロマリンダクリニック（診療は女性のみ）

〒963-8002　福島県郡山市駅前２丁目11番１号

電話　024-924-1161

(完全予約制です。また診療費は自由診療になります)

〈参考文献〉

『知って良かった、アダルトADHD』星野仁彦（ヴォイス）

『学習障害・MBDの臨床』星野仁彦・八島祐子・熊代永（新興医学出版社）

『幼児自閉症の臨床』星野仁彦・熊代永（新興医学出版社）

『気づいて！　こどものこころのSOS』星野仁彦（ヴォイス）

『睡眠障害は万病のもと――ぐっすり眠ればすべての病気は治せる』星野仁彦（ヴォイス）

『機能不全家族』星野仁彦（アートヴィレッジ）

『依存症の真相』星野仁彦（ヴォイス）

切りとり線

★読者のみなさまにお願い

この本をお読みになって、どんな感想をお持ちでしょうか。祥伝社のホームページから書評をお送りいただけたら、ありがたく存じます。今後の企画の参考にさせていただきます。また、次ページの原稿用紙を切り取り、左記まで郵送していただいても結構です。

お寄せいただいた書評は、ご了解のうえ新聞・雑誌などを通じて紹介させていただくこともあります。採用の場合は、特製図書カードを差しあげます。

なお、ご記入いただいたお名前、ご住所、ご連絡先等は、書評紹介の事前了解、謝礼のお届け以外の目的で利用することはありません。また、それらの情報を6カ月を超えて保管することもありません。

〒101―8701（お手紙は郵便番号だけで届きます）
祥伝社新書編集部
電話03（3265）2310
祥伝社ホームページ　http://www.shodensha.co.jp/bookreview/

★本書の購買動機（新聞名か雑誌名、あるいは○をつけてください）

＿＿＿新聞の広告を見て	＿＿＿誌の広告を見て	＿＿＿新聞の書評を見て	＿＿＿誌の書評を見て	書店で見かけて	知人のすすめで

★100字書評……発達障害に気づかない大人たち

名前

住所

年齢

職業

星野仁彦　ほしの・よしひこ

1947年、福島県生まれ。心療内科医・医学博士。福島学院大学大学院教授。福島県立医科大学卒業、米国エール大学児童精神科留学、福島県立医科大学神経精神科助教授などを経て、現職。専門は、児童精神医学、スクールカウンセリング、精神薬理学など。著書に、『知って良かった、アダルトADHD』『気づいて！　こどものこころのSOS』（以上ヴォイス）、『機能不全家族』（アートヴィレッジ）など。

発達障害《はったつしょうがい》に気《き》づかない大人《おとな》たち

星野仁彦《ほしのよしひこ》

2010年2月10日　初版第1刷発行
2010年9月5日　第17刷発行

発行者……………竹内和芳
発行所……………祥伝社《しょうでんしゃ》
〒101-8701　東京都千代田区神田神保町3-6-5
電話　03(3265)2081(販売部)
電話　03(3265)2310(編集部)
電話　03(3265)3622(業務部)
ホームページ　http://www.shodensha.co.jp/

装丁者……………盛川和洋
印刷所……………萩原印刷
製本所……………ナショナル製本

造本には十分注意しておりますが、万一、落丁、乱丁などの不良品がありましたら、「業務部」あてにお送りください。送料小社負担にてお取り替えいたします。

Printed in Japan　ISBN978-4-396-11190-8　C0295